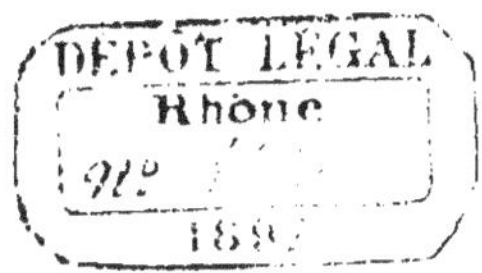

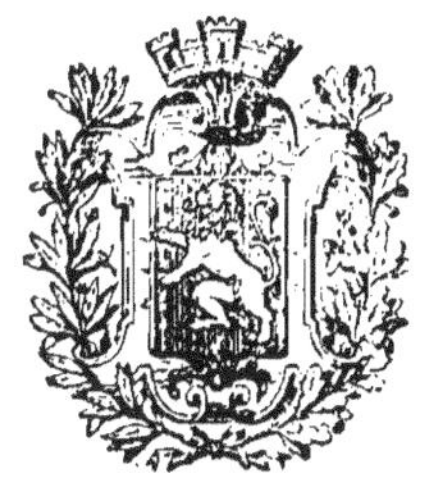

Dr JOHN KENT-MONNET
Préparateur à l'Institut Pasteur d'Alger
Ex-interne des hôpitaux

UN
ÉRYTHÈME INFECTIEUX
A ALGER

A.-H. STORCK, ÉDITEUR
LYON

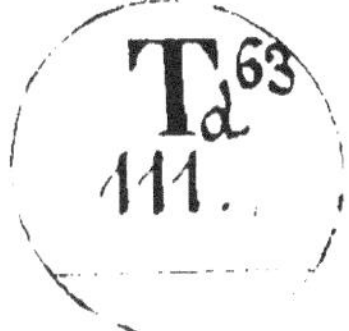

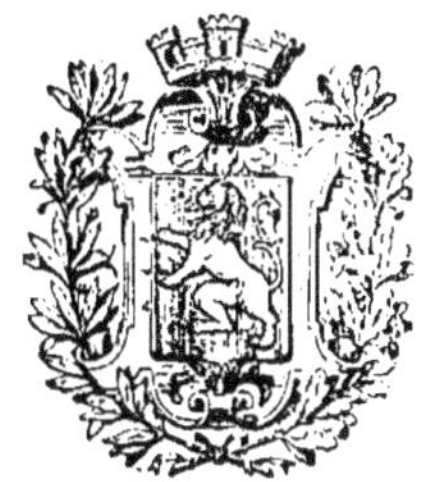

Dr John KENT-MONNET
Préparateur à l'Institut Pasteur d'Alger
Ex-interne des hôpitaux

UN ÉRYTHÈME INFECTIEUX A ALGER

A. H. STORCK, ÉDITEUR
LYON

INTRODUCTION

Nous avons réuni vingt-cinq observations d'un érythème infectieux qui a constitué, un moment donné, à Alger, une petite épidémie très grave. Ces observations, — la plupart prises dans la clientèle privée, — se ressemblent presque toutes.

Il a été longtemps impossible d'autopsier les sujets morts de cette maladie ; et, ce n'est que pour le dernier cas consigné dans cette thèse que l'on a pu examiner sommairement les organes de la cavité abdominale.

M. le professeur Moreau et M. le docteur Saliège, qui ont attiré l'attention particulière de leurs confrères algériens sur les nombreux cas de cet érythème infectieux qu'ils ont constatés, bien étudiés et à la fin heureusement combattus, n'ont jamais hésité à soutenir qu'ils se trouvaient, — chaque fois, — en présence d'une maladie primitive, infectieuse, d'origine gastro-intestinale, provoquée par un microbe spécifique ; ce microbe entraîne, dans la fabrication de ses toxines, un grave désordre pour l'organisme, manifesté dans le cours de la maladie par des symptômes généraux, tout aussi importants que l'apparition de l'érythème cutané et l'existence d'un enanthème de la muqueuse intestinale qu'une autopsie a bien révélée.

M. le médecin-major Brault et M. le docteur Crespin ont signalé de précieuses indications bibliographiques à la suite de la publication de la plupart de ces faits. — Ces indications ont bien montré que M. le professeur agrégé Hutinel avait étudié la question, d'une façon magistrale mais dans un cadre assez large. Elles ont fait maintenir l'idée que ces cas d'érythème infectieux ne sont pas secondaires, mais, — tous primitifs. — et appartiennent à la même entité morbide.

Je remercie vivement mes maitres, M. le professeur Moreau et M. le docteur Saliège, de me permettre ce travail qui tâchera de résumer le mieux possible leurs idées et de faire connaitre la thérapeutique dont ils ont l'honneur et le succès.

Je suis très reconnaissant vis-à-vis de mes maitres, MM. les professeurs Trolard et Soulié, M. le docteur Mertz, M. le docteur Deshayes, M. le docteur Reynaud, ainsi que de mes collègues d'internat Creutz et Pamart, des avis et du concours qu'ils m'ont toujours apportés avec un très aimable empressement.

OBSERVATIONS

Observation I (Dr *Saliège*)

C..., L..., enfant de treize à quatorze ans, demeurant à Alger, rampe Valée.

Sa maladie débute, le 15 décembre 1893, par une fièvre vive, atteignant 40°, et accompagnée de violentes douleurs de tête.

J'hésite entre une fièvre typhoïde grave et une méningite.

Mais, rapidement, et pour ainsi dire sans transition, la température retombe à la normale, 37° ; le pouls devient filiforme ; l'agitation extrême. Le corps se couvre d'un piqueté lie de vin ne ressemblant en rien à ce que j'avais vu jusqu'alors. La langue est sèche, comme rôtie ; les dents sont fuligineuses, et, phénomène qui frappe les parents, le facies change complètement : les yeux sont enfoncés dans l'orbite, la peau collée aux os, le nez pincé. On dirait la figure d'un cholérique. En même temps, il existe une forte injection des conjonctives.

Le 21 décembre, mon ami, M. le Dr Moreau, que j'ai fait appeler, hésite comme moi entre fièvre typhoïde, méningite, typhus, et, finalement, se range à mon opinion et conclut à une « grippe infectieuse ».

A ce moment, les phénomènes sont ceux décrits ci-dessus. L'urine examinée n'offre rien de particulier. La peau, froide, garde le pli qu'on lui donne, comme celle des cholériques. La fièvre a fait place à l'hypothermie. Le pouls est excessivement petit et rapide. Il y a du subdélire. L'enfant ne cesse de se frapper la tête contre le mur, et il faut le maintenir pour l'en empêcher.

Au traitement suivi jusqu'alors: salol, benzo-naphtol, lavements boriqués, quinine, on décide d'ajouter les bains tièdes, avec affusions sur la tête, dans le but de réchauffer et de calmer l'enfant tout ensemble, et le régime lacté comme tonique et diurétique.

Vain espoir! Les symptômes s'aggravent encore, et l'enfant meurt pendant la nuit.

Il y avait, dans la maison, plusieurs enfants dont aucun ne fut malade, non plus que les grandes personnes qui lui donnaient des soins.

Observation II (*Dr Saliège*)

A..., rue de l'Intendance, quatre ans, trois mois, débute le 21 mai 1895 par une fièvre légère (38°). L'haleine et les selles sont très fétides, l'abattement considérable et nullement en rapport avec la température.

Jusqu'au 6 juin, la maladie, que, faute d'étiquette plus précise, j'avais nommée « infection intestinale », poursuit un cours régulier, c'est-à-dire que les symptômes du début se maintiennent sans diminution ni aggravation sensibles.

Le 7 juin, on m'envoie chercher en toute hâte : « La fillette n'est plus la même », me dit, à mon arrivée, la mère.

En effet, l'enfant, en quelques heures, avait fondu, la figure était méconnaissable, les yeux enfoncés dans l'orbite; la température normale sous l'aisselle (37°2) et les extrémités complètement froides, le pouls incomptable par suite de sa fréquence et de sa faiblesse. Enfin une éruption, ayant quelque ressemblance avec le purpura, couvrait les membres. Depuis la veille, la malade vomissait le peu de liquide qu'on parvenait à lui faire boire.

Par gradations insensibles, on peut dire que la mort remplaça la vie, et la substitution complète, observée d'heure en heure par les parents, eut lieu à 9 heures.

A ce moment, toute la partie inférieure du corps est noirâtre, comme dans les fièvres éruptives hémorrhagiques.

Observation III (*Dr Saliège*)

C..., rue Doria, âgé de quinze ans, présente, à partir du 23 mai 1895, des phénomènes de fièvre typhoïde légère. C'est du moins à cette maladie que sont attribués les premiers symptômes : diarrhée, prostration, température élevée à exacerbations vespérales. Néanmoins, dès ce moment, le tableau n'est pas exactement celui de la dothiénentérie classique. Il n'y a pas d'épistaxis, pas de délire, et l'abattement est, dès le premier jour, excessif.

Le 31 mai, c'est-à-dire cinq jours environ après le début, la fièvre tombe et descend jusqu'à la normale ; par contre, le pouls bat 120, l'abattement physique augmente, tandis que la lucidité est complète. Du garçon vigoureux et musclé que j'avais vu quelques jours avant, il ne restait plus qu'un corps amaigri et une figure méconnaissable par suite de l'amaigrissement rapide. Les articulations étaient douloureuses, et quelques papules apparaissaient sur les membres inférieurs.

Jusqu'au 5 juin les phénomènes précédents persistèrent en s'aggravant : température au-dessous de la moyenne et pouls incomptable, conjonctives injectées, corps et face amaigris à tel point que l'expression « n'avoir plus que la peau sur les os » pouvait être prise au sens littéral.

La caféine, la quinine, le sulfate de strychnine, les alcools et les bains tièdes ne donnèrent aucun résultat, et le malade « s'éteignit » dans la nuit du 5 au 6 juin.

Ce jeune garçon était élève au Lycée où l'on n'observa pas de cas pareils. Des nombreux enfants de sa famille ou habitant sa maison, aucun ne fut malade.

Observation IV (*Dr Saliège*)

Le jeune P..., demeurant à Alger, boulevard Gambetta, lutte à la course avec un de ses camarades. Il court tant que ses forces le lui permettent, puis tombe harassé, altéré, et s'en va boire à une fontaine publique, tant que son compagnon lui dit : « qu'il boit trop, qu'il va se noyer ». (25 mai 1895).

Cinq jours plus tard, je suis mandé : l'enfant a été pris brusquement de fièvre et de courbature. Je le trouve avec une température de 40°, la langue sèche. Il se plaint de fatigue générale, de mal de tête, de douleurs à la nuque. L'haleine est fétide ; les selles sont liquides, noirâtres, et d'une puanteur extrême.

Brusquement, au troisième jour de la maladie, huit jours après avoir bu l'eau, la température tombe au-dessous de la normale (36°5) tandis que le pouls bat 120 pulsations par minute. Mais les phénomènes décrits plus haut, loin de s'amender, s'aggravent. La langue reste sèche, très rouge ; les dents fuligineuses ; l'haleine et la diarrhée ne perdent rien de leur fétidité. L'enfant vomit tout ce qu'il boit. Sa face absolument grippée, sa voix éteinte, ses yeux excavés, ses conjonctives injectées lui donnent l'apparence d'un cholérique et remplissent d'effroi ses parents qui, instinctivement, sentent que la mort est proche et sans appel. En même temps le corps se couvre de taches d'un rouge sale, presque lie de vin.

Durant trente-six heures, le facies s'altère de plus en plus ; la température tombe à 36°, le pouls devient incomptable et la mort s'installe sans bruit dans ce corps glacé qui lui appartient presque depuis déjà plusieurs heures.

Deux enfants vivant dans le même appartement sont restés indemnes.

Vers cette époque, j'ai ouï dire que l'escadre, qui était venue mouiller dans le port d'Alger, avait eu besoin de larges approvisionnements d'eau et que déjà les réserves d'eau de la ville étaient faibles, si bien qu'on distribuait à la population des eaux fertiles en microbes de toute nature. Même le bruit courut que des analyses avaient été faites à l'hôpital du Dey, par les soins du Dr H. Vincent, bactériologiste distingué, et que l'on n'avait pas osé publier son rapport, de crainte d'affoler la population.

Quoi qu'il en soit de ces bruits, il est sûr qu'à ce moment il y eut à Alger une véritable épidémie d'une maladie qu'on nomma fièvre typhoïde, faute d'un nom plus précis. Quelques cas différaient notablement ou totalement de la dothiénentérie et offraient une ressemblance frappante avec les cas cités plus haut.

Observation V (*Professeur Moreau*)

20 juin 1895. — Je suis appelé, par mon collègue et ami M. le Dr Saliège, pour voir l'enfant S..., âgé de quatorze ans, rampe Valée, Alger.

La maladie a débuté au commencement de juin, comme une typhoïdette, qui allait s'atténuant, et paraissait même terminée, lorsque tout à coup, le 20 juin, à 3 heures du matin, les parents s'aperçoivent que leur enfant « n'a plus le même air ». A 4 heures, ils viennent chercher le Dr Saliège, qui constate des troubles gastro-intestinaux, de la prostration profonde et un amaigrissement rapide avec refroidissement. Le cœur bat vite, sans bruit de souffle. Le pouls, petit, filiforme, irrégulier, est presque incomptable, tandis que la température reste au-dessous de la normale. La peau est couverte d'une éruption exanthémo-pétéchiale assez semblable à celle du typhus : taches rubéoliques foncées, mélangées d'un piqueté hémorrhagique (purpura). — Pas d'hémorrhagies nasales, pulmonaires, vésicales ou gastro-intestinales. — Rate, foie normaux. — Rien de particulier dans les urines. — Ni agitation, ni délire, mais abattement de plus en plus grand avec une lucidité complète. « Il semble que la vie se retire peu à peu de cet organisme », sans grande douleur, ni lésions organiques apparentes.

Même traitement que dans les cas précédents.

L'enfant meurt dans la nuit, après avoir présenté, dans ses derniers moments, un peu d'obnubilation de l'intelligence.

Il y avait cinq enfants dans la famille. Aucun n'a eté contaminé.

Observation VI (*Dr Saliège*)

W..., rue Clausel, tombe malade le 22 juin 1895. L'enfant a environ onze ans. Il est vigoureux et n'a jamais eu de maladies graves. Ses deux sœurs sont en bonne santé.

L'affection est peu nette au début. Je pense à une simple typhoïdette et rassure la famille.

Le 27 juin s'opère un véritable « changement à vue ». Rapidement, la température tombe à 37° ; par contre, le pouls est à 140. Aucun liquide absorbé n'est gardé; sur les membres, autour des genoux principalement, se montrent des plaques rougeâtres et des papules, la face est amaigrie, la peau collée sur les os et conserve les plis quand on la pince, la voix est altérée, si faible qu'on l'entend à peine, les conjonctives injectées, rappelant celle des typhiques.

Mort le 31 mai. Les deux sœurs ont été épargnées.

Observation VII (*Dr Saliège*)

A la même époque, la jeune A..., demeurant chez ses parents, boulevard Gambetta, contracte la même affection, et meurt après une semaine de maladie ayant présenté le même ensemble de symptômes noté dans les précédentes observations.

Observation VIII (*Professeur Moreau*)

3 novembre 1895. — M. le Dr Narboni me prie de voir l'enfant A..., âgé d'une dizaine d'années, demeurant chez ses parents, rue Michelet, à l'Agha.

Nous lui trouvons une amygdalite caractérisée par le volume exagéré des deux amygdales qui sont rouges avec exsudat blanchâtre. Il y a du mal de tête, de la fièvre, des douleurs articulaires sans gonflement. En somme, de prime abord, les symptômes habituels d'une angine pultacée banale, mais tout cela accompagné d'une prostration extrême, d'un pouls à la fois rapide et petit, d'une langue rôtie, d'une constipation, d'une intensité des douleurs articulaires telle qu'on peut craindre une maladie infectieuse générale. Ces symptômes n'ont pas échappé à M. Narboni et c'est pour cela qu'il a tenu à me consulter. Nous prescrivons un collutoire avec le glycéré mimotannique, des gargarismes phéniqués fréquents, de la quinine, de la caféine et le régime lacté.

La famille nous dit alors que M. Saliege a d'abord soigné l'enfant au petit Lycée de Ben-Aknoun et qu'il doit le revenir voir. Ayant donc fait la prescription d'urgence, nous avons cessé de voir le petit malade pendant une semaine.

Pendant ce temps, il fut visité par M. Saliège, qui avait fait le même diagnostic d'angine pultacée, et qui, voyant tous les symptômes s'amender en trois ou quatre jours, avait espéré une prompte convalescence et rassuré la famille.

Mais vingt-quatre heures plus tard, la scène avait changé : l'enfant avait maigri étrangement, sans fièvre et tout d'abord sans modification du pouls.

Le 10 novembre, à midi, en l'absence de M. Saliege, je suis appelé d'urgence auprès du jeune A... Il est amaigri, son pouls est rapide ; sa langue, ses dents, ses lèvres, sont couvertes de fuliginosités noirâtres ; les conjonctives injectées, les pupilles dilatées. Il est dans un état semi-comateux, ne paraît pas beaucoup souffrir, ne pousse pas de cris, ne vomit pas, ne délire pas, du moins à voix haute, mais il semble absorbé, indifférent à ce qui l'entoure, à ce qui se fait, se dit autour de lui. Son aspect rappelle celui des typhiques ou des typhoïdiques de la forme ataxo-adynamique. Il y a des soubresauts de tendons. Les amygdales sont rouges, ulcérées avec un léger exsudat blanchâtre. Il existe sur une des conjonctives une petite fausse membrane diphtérique. La peau est couverte d'une éruption exanthémo-pétéchiale qui me rappelle immédiatement celle des enfants des observations précédentes.

Les urines sont albumineuses. L'examen microscopique d'une goutte d'urine et d'une goutte de sang, fait à l'Institut Pasteur d'Alger, ne donne aucun résultat. L'examen de l'exsudat amygdalien ne peut être fait, à cause des badigeonnages au mimo-tannin qui l'ont détergé. L'examen extemporané de la fausse membrane oculaire donne au contraire divers microbes, parmi lesquels prédomine un bacille court ressemblant au bacille diphtérique. Pourtant, M. le Dr Soulié, à qui j'ai montré ma préparation, met en doute la nature diphtérique de ce microbe. Mais l'examen d'un tube de sérum ensemencé avec cette membrane donna une culture pure du même bacille, et cette fois M. Soulié penche pour l'affirmation de la diphtérie.

Ce même jour du 10 novembre, vers 3 heures, M. le Dr Saliège étant de retour, je lui fis voir les préparations extemporanées. Je lui fis part de mon impression. Nous pensâmes à une infection analogue sinon identique à celles observées sur les enfants précédents, supposant que cette fois la porte d'entrée avait été l'amygdale. Nous nous demandâmes même si nous n'avions pas affaire à une variété insolite et hypertoxique de la diphtérie. Nous pratiquâmes alors une injection de sérum antidiphtérique et une injection de caféine, nous réservant de faire l'antisepsie buccale et gastro-intestinale si une amélioration survenait et rendait la chose possible Malheureusement, les symptômes empirèrent. L'hypothermie survint, avec du méningisme, et l'enfant mourut dans la nuit.

OBSERVATION IX (*Professeur Moreau*).

6 décembre 1895. — M. le Dr Saliège me fait voir, rue Mogador, à Alger, le jeune L.-C..., malade depuis une dizaine de jours. A première vue, je ne pus m'empêcher de dire : « C'est bien la même chose. » Et M. Saliège de me répondre : « Je m'attendais à votre exclamation. » C'est qu'en effet, dans sa pensée comme dans la mienne, nous étions en présence d'un nouveau cas de la maladie décrite dans les précédentes observations. Prostration énorme, hypothermie (température axillaire 35°,5 à 36°,5). — Pouls petit, très rapide, troubles gastro-intestinaux, langue saburrale, rôtie, alternatives de constipation et de diarrhée verte, inappétence, soif, vomissements bilieux, amaigrissement considérable, yeux cernés, excavés, pas d'anurie, pas de crampes, lucidité parfaite, mais indifférence progressive à tout ce qui se passe autour de lui. Eruption exanthémo-pétéchiale généralisée, datant déjà de plusieurs jours et se terminant par places par une desquamation furfuracée, à squames moins fines que celles de la rougeole.

M. Saliège avait prescrit, comme dans les cas précédents : quinine, caféine, antiseptiques gastro-intestinaux, potion tonique au quinquina et à l'alcool, lait. — Nous convînmes d'y ajouter des injections hypodermiques de sérum artificiel (formule de Chéron). — Une amélioration momentanée parut se produire le 6 et le 7. Mais le 8, les accidents reprirent de plus belle, l'hypothermie s'accentua. Je conseillai un bain chaud prolongé qui sembla ranimer un peu le malade, et nous continuâmes le même traitement.

Mais bientôt les accidents reprirent. On ne put même pas donner un deuxième bain chaud qui avait été préparé, et le malade mourut dans le coma.

L'intelligence avait persisté presque jusqu'à la fin. A ce moment seulement, les conjonctives s'étaient vivement injectées et le coma précurseur de la mort avait prévalu.

Plusieurs frères ou sœurs de ce petit malade, bien qu'ayant continué de séjourner dans l'appartement, sont restés indemnes.

Une goutte de sang recueilli antiseptiquement à l'extrémité du petit doigt a été ensemencée, partie sur sérum, partie dans du bouillon de veau, et mise à l'étuve à 37° à l'Institut Pasteur d'Alger. Vingt-quatre heures après, j'examinai ces cultures avec le concours de M. Monnet, préparateur à l'Institut.

Dans le bouillon, nous vîmes un trouble opalin sans dépôt et, sous l'objectif du microscope, nous aperçûmes des microcoques parfois isolés, le plus souvent groupés deux à deux, beaucoup plus rarement trois à trois, quatre à quatre ou en plus grand nombre. Le diplocoque était la forme dominante. Ces microbes paraissaient extrêmement agiles. Ils se sont assez bien colorés par le rouge de Ziehl ou le bleu composé de Roux. Réensemencés sur bouillon et sur sérum, ils ont constamment reproduit les mêmes formes.

Sur le sérum, nous trouvâmes de petites colonies blanchâtres, circulaires, de 1/2 à 2 millimètres de diamètre, plus épaisses au centre, ressemblant beaucoup aux colonies du bacille diphtérique. Sous le microscope, elles se montrèrent composés de bacilles courts qui nous rappelèrent, par leurs formes et leurs dimensions, ceux de la fausse membrane oculaire de l'observation précédente. Ensemencés sur bouillon, ils donnèrent naissance à des diplocoques semblables à ceux de la première culture sur bouillon.

Inoculés à des cobayes, tantôt sous la peau, tantôt dans le péritoine, ils n'ont point paru pathogènes pour ces animaux.

OBSERVATION X (*Professeur Moreau*)

De la part du Dr Saliège, le 16 janvier 1896, je vais voir, rue des Consuls, à Alger, un jeune enfant de quatre ans, V.., que je trouve avec une fièvre modérée, prostré, le pouls incomptable, la peau couverte d'une éruption qui était apparue au troisieme ou quatrième jour de la maladie sous forme de taches rubéoliques, plus nombreuses au niveau des jointures, mais séparées par des intervalles de peau saine. Aujourd'hui le corps est partout uniformément rouge (comme un homard cuit), d'une teinte plus foncée que dans la rougeole, moins foncée que dans la scarlatine, Si on la raye avec l'ongle, on produit une raie blanche qui s'efface aussitôt et ne persiste pas comme dans la scarlatine. Il n'y a d'ailleurs eu ni l'angine si fréquente dans cette maladie, ni le catarrhe oculo-naso-bronchique de la rougeole, ni la chronologie caractéristique des accidents de ces deux fièvres éruptives. Pas de purpura, ni d'autres hémorrhagies.

Malgré cela, je rapproche ce cas de ceux précédemment observés avec M. Saliège. Je recueille avec les précautions antiseptiques d'usage une goutte de sang, qui ensemencé sur sérum et dans du bouillon, a donné un diplocoque très agile qui nous a rappelé celui de l'observation précédente.

L'enfant mourut le lendemain.

OBSERVATION (*Drs Saliège et Moreau*)

Le 21 février 1896, M le Dr Saliège me prie de voir avec lui deux enfants malades, rue Marceau, à l'Agha.

« L'un, P.... est un petit garçon de 7 ans, délicat, qui a eu plus d'une fois maille à partir avec les fièvres paludéennes, et qui, de ce fait, a conservé une rate et un foie un peu volumineux. A part cela, il se portait bien, lorsque, vers la fin de janvier, il fut atteint d'urticaire. Cette indisposition passa vite. Mais vers le *9 février*, l'enfant parut souffrant. *Le 13* il l'était assez pour qu'on fît appeler M. Saliège, qui constata une fièvre assez vive, de la prostration, de la constipation, une haleine fétide, une langue saburrale, et prescrivit des lotions froides boriquées après lesquelles survinrent des selles jaunes, très fétides. La température de l'enfant atteignit ce jour-là :

Le matin.	38°
A midi	37°9
Le soir.	38°
La nuit.	39°

« *Le 14*. L'état était le même. M. Saliège prescrivit des lotions, du chlorhydrate de quinine, du salol et un lavement boriqué. Celui-ci amena deux selles. Vers deux heures de l'après-midi survint un vomissement bilieux et alimentaire abondant : l'enfant avait pris un œuf et un peu de champagne.

T.	Matin.	37°8
	Midi	39°
	Soir	37°7
	Nuit	38°8

« *Le 15*. Même état. Même traitement.

T.	Matin.	37°8
	Midi	38°9
	Soir	38°7
	Nuit	38°2

« *Le 16*. La faiblesse a beaucoup augmenté, bien que la nuit ait été bonne. Il y a des nausées, mais pas de vomissements : deux selles très fétides se sont produites. Le traitement a été continué. L'enfant a pris du lait, des œufs à peine cuits, une panade, des biscuits, des pruneaux, du bon vin, du champagne.

T.	Matin	37°8
	Midi	37°9
	Soir	38°
	Nuit	38°4

« *Le 17*. L'enfant paraît guéri, il ne lui reste que de la faiblesse.

T.	Matin.	37°8
	Midi.	37°5
	Soir.	37°5

« *Le 18*. Il y a eu un violent siroco. L'état de l'enfant a soudainement empiré. La fièvre a repris, intense, et la prostration est devenue extrême. Le traitement est repris par la quinine, la kola, les lotions, le salol, les lavements boriqués.

T.	Matin.	37°7	
	Midi	37°1	
	Soir	39°8	Au moment
	Nuit.	39°4	du siroco.

« *Le 19*. La faiblesse continue, quoique la fièvre ne soit pas aussi intense. L'enfant a un aspect typhoïde. Bains tièdes et continuation du traitement.

T.	Matin	38°2
	Midi.	37°6
	Soir.	38°8
	Nuit.	38°

« *Le 20*. L'hypothermie et la faiblesse s'accentuent. La rapidité du pouls contraste avec la température basse. Il se produit trois selles très fétides. Même traitement et eau chloroformée.

T.	Matin	37°
	Midi.	36°7
	Soir.	37°2

Le 21. Je vois l'enfant en consultation avec M. Saliège qui me donne les renseignements ci-dessus.

L'aspect de l'enfant est celui d'un typhoïsant de la forme adynamique. Les selles jaunes fétides, la langue saburrale rouge à la pointe et aux bords, quelques taches rosées sur le bas du thorax et les lombes, la rapidité du pouls, me font un moment incliner vers ce diagnostic. Mais le récit de mon confrère et l'examen du tracé thermique m'inspirent des doutes. Finalement je pense être en face d'une de ces infections d'origine gastro-intestinale (grippe hypertoxique, érythème polymorphe infectieux??) que nous avons observées déjà, et dont nous rapportons plus haut des exemples. Je porte donc un pronostic très grave, et conseille de continuer la quinine, la caféine, le salol ou le benzo-naphtol, les lavements boriqués, les lotions. En raison de l'élément infectieux inconnu, qui pourrait être grippal, je conseille d'y adjoindre quelques cachets d'hyposulfite de soude de 0,25 centigrammes, qui m'ont paru donner de bons résultats dans les grippes ordinaires. On essayera d'alimenter l'enfant avec du lait et de l'eau de Vichy, un peu de champagne. Si la température descendait au-dessous de la normale, on le baignerait.

Dans la journée, l'état resta stationnaire, les vomissements cessèrent.

T.	Matin	37°4
	Midi	37°3
	Soir	37°6
	Nuit	37°9

Le 22. La nuit a été bonne. L'urine est abondante, non albumineuse; la langue est détergée; l'haleine n'a plus d'odeur. Mais il survient des vomissements fréquents. La prostration reste extrême, et le corps s'est, depuis la veille, couvert d'une éruption morbiliforme générale, qui déjà par place commence une desquamation furfuracée à écailles un peu plus larges que celles de la rougeole, mais n'ayant rien de commun avec les larges lamelles épidermiques de la scarlatine. Même traitement.

T	Matin	37°8	P. 120
	Midi	37°	
	Soir.	36°8	
	Nuit.	37°3	

Le 23. Je revois l'enfant le matin avec M. Saliège et M. le Dr Bassere, médecin militaire. L'hypothermie, l'éruption, la prostration, l'amaigrissement ont augmenté. Nous continuons le traitement, et faisons, en raison de l'hyposthénie, une injection de 20 centimètres cubes de sérum artificiel. — Une autre

enfant, sœur de celui-ci, séparée de lui, placée par prudence dans une autre chambre et dont nous rapportons ci-après l'observation, présente depuis le 20 des symptômes suspects, qui aujourd'hui ne nous laissent plus de doutes : c'est bien la même maladie qui nous a causé déjà tant de désastres. Une consultation est décidée pour l'après-midi avec le Dr Bassère et le Dr H. Vincent, médecin-major à l'hôpital du Dey, que M. Bassère veut bien prier de nous aider de ses conseils. M. Saliège, forcé de s'absenter, me prie de le représenter à cette consultation, qui a lieu à 5 heures du soir.

Après un examen très attentif, M. le Dr Vincent nous déclara « qu'il n'avait pas souvenance d'avoir jamais vu rien de pareil ». C'était aussi mon sentiment et celui de M. Bassère, et je savais bien que c'était aussi celui de M. Saliège, que nous étions probablement en face d'une maladie nouvelle. Cependant nous passons en revue les diverses maladies auxquelles elle ressemble : ce n'est point la variole hémorrhagique (l'enfant est vacciné), ni la rougeole, ni la scarlatine (il n'y a pas eu de catarrhe oculo-naso-bronchique, ni d'angine; les caractères de l'éruption, la date de son apparition ne concordent pas avec la marche habituelle de ces fièvres éruptives; l'hypothermie achève le contraste). Ce n'est pas non plus la marche du typhus, ni de la fièvre typhoïde. — On songe assez naturellement à une intoxication d'origine alimentaire ou hydrique (1). Je sais que M. Saliège penche vers cette dernière hypothèse; qu'il lui a toujours semblé que « ces cas bizarres se produisaient quand les réserves d'eau de la Ville étaient basses ». M. Vincent parut

(1) Pendant que nous examinions les produits de l'ensemencement du sang du jeune L. C... (*Observ.* IX), M. Claude, vétérinaire, apportait à l'Institut Pasteur d'Alger une poule atteinte d'une maladie à laquelle succombaient beaucoup de poules d'un village voisin. Elle avait à la crête et autour du bec une éruption purpurique. M. Murat, préparateur à l'Institut Pasteur, essaya une culture du sang de cette poule et y trouva aussi un diplocoque, mais qui parut différer du nôtre par plusieurs caractères, notamment par ceux de ses colonies sur pomme de terre.

plutôt incliner vers l'idée d'une intoxication alimentaire ; l'hypothèse de trichinose est mise en avant, puis bientôt rejetée, les masses musculaires de l'enfant ne paraissant pas douloureuses. On songe même à un empoisonnement par corruption d'un tœnia dans l'intestin. Les deux enfants, en effet, avaient le tœnia, et on avait cherché vainement à les en débarrasser. Depuis quelques jours, le petit garçon qui, d'ordinaire, en rendait des fragments, n'en expulsait plus ou en avait rejeté des fragments morts et décomposés à peu près méconnaissables.

Quoi qu'il en soit, on prépara une limonade citro-magnésienne, à prendre glacée et par petits verres de demi-heure en demi-heure pour éviter les vomissements, dans le but d'expulser le contenu de l'intestin, puis des prises de salicylate de soude comme antiseptique.

T.	Matin.	37°2	P. 140
	Midi.	37	
	Soir	38 1	
	Nuit.	38 4	

Le 24. Durant la nuit, la limonade a été rejetée, et, vers 10 heures 1/2, je l'ai fait cesser pour donner immédiatement le salicylate. Un mieux a paru se produire, puis à partir de 4 heures du matin, heure à laquelle j'ai été rappelé près de l'autre enfant, l'état s'est empiré progressivement : la faiblesse augmentant peu à peu, le pouls devenu excessivement rapide, filiforme, les yeux excavés, la peau collée aux os, froide, gardant son pli, rappellent l'aspect des cholériques. Il y a des selles verdâtres, T. 38°, P. 160, des vomissements verts, une soif vive ; pas de crampes, pas d'anurie absolue, pas de vives souffrances ; pas de coma complet, mais une indifférence croissante à tout ce qui se passe. « Il semble que la vie se retire insensiblement de ce petit corps. »

A 9 heures, tout est terminé.

Observation XII (*Drs Saliège et Moreau*)

L'autre enfant était la fillette dont je viens de parler, la sœur du petit garçon sujet de l'observation précédente.

« Séparée de lui dès le début de sa maladie, placée par prudence dans une chambre, A... avait paru souffrante dès le *20 février*, quoique ce jour-là sa température fût normale :

T.	Matin	37°3
	Soir	37 4

Le 21, je la vis : c'était une enfant de quatre ans et demi, fraîche, grasse, rose, enjouée, très accueillante pour son entourage et son médecin. Elle présentait aux coudes, aux genoux, un pointillé rouge qui, en raison des faits précédents, nous inquiéta vivement.

On prescrivit de la quinine que l'enfant refusa de prendre, et des lavements boriqués qui furent administrés.

T.	Nuit	37°6
	Midi	38
	Soir	37
	Nuit	37°9

Le 22. L'éruption s'est étendue, l'amaigrissement a commencé. Il y a eu des vomissements. L'urine est normale. L'enfant est prostrée, mais conserve sa gaieté, sa bienveillance pour son entourage et ses médecins. Traitement : caféine, rhum, lait, champagne, lavements boriqués.

T.	Matin.	37°4	P. 120
	Midi	37 5	
	Soir	37 6	P. 140
	Nuit	37 4	

Le 23. L'éruption est générale. La peau de l'enfant est d'un rouge uniforme (homard cuit). La pression du doigt y détermine des raies blanches qui ne persistent pas comme celles de

la scarlatine, pas de démangeaisons, pas de purpura, pas d'hémorrhagies, pas d'albuminurie.

L'amaigrissement est déjà très marqué.

L'enfant est montrée à M. le Dr Vincent et à M. le Dr Bassère. On se rappelle qu'en voyant le frere ils n'avaient pu s'empêcher de dire : « Il ne nous souvient pas d'avoir vu rien de pareil. » Or, en voyant l'enfant, ils ne purent pas davantage retenir ces mots : « C'est la même chose que chez le petit. » Nous disions, M. Saliège et moi : « C'est la même chose que chez tous les autres enfants dont nous rapportons ci-dessus les observations. »

Il semblait donc bien y avoir là une maladie étrange et pourtant à physionomie très caractéristique.

Après avoir discuté les mêmes hypothèses que pour le petit garçon, y compris celle du tœnia, nous nous arrêtâmes à la même conclusion et au même traitement.

T. Matin	37°	P. 140
Midi	37°7	
Soir	37°3	
Nuit	38°1	

Le 24. — La limonade citrique a été vomie ; le salicylate commencé aussitôt. A 4 heures du matin, convulsions, yeux injectés, puis vitreux, pouls petit, incomptable, mais régulier. Hypothermie. L'enfant a expulsé durant la nuit un long fragment de tœnia mort.

Je propose l'emploi du drap mouillé. Après demi-heure d'application, l'enfant se calme, revient à elle, entre un peu en moiteur ; le pouls est perceptible, régulier ; la respiration réguliere aussi ; les yeux ne sont plus ni injectés ni vitreux. Je reprends espoir. Mais vers 6 heures, de nouvelles convulsions surviennent que les mêmes moyens n'arrêtent pas. La température monte à 39°2. Et à 7 heures, l'enfant rend le dernier soupir.

Une goutte de sang prise antiseptiquement au petit garçon (au doigt), et ensemencée sur sérum et dans du bouillon de veau, a été mise à l'étuve à 37° à l'Institut Pasteur d'Alger, par les soins de M. Monnet, préparateur audit Institut. Vingt-quatre heures après, ces deux tubes présentaient des cultures de microcoques très agiles, tantôt isolés, le plus souvent deux à deux (diplocoques), parfois en groupes plus nombreux.

Injecté à un cobaye dans le péritoine, à raison de 3 c.c. et à un lapin dans la veine marginale de l'oreille à raison de 2 c.c., puis les jours suivants à la dose de 10, 20, 40 centigr. cubes sous la peau ; ce bouillon de culture n'a pas été pathogène pour ces animaux. Pas davantage pour une poule à qui M. Monnet injecta 20 c. c. sous la peau, et qui continua de se bien porter.

M. Monnet a, de plus, ensemencé des plaques de gélatine, dans des boites de Petri, avec de l'eau dont buvaient les enfants. A l'étuve, de nombreuses colonies, liquéfiant la gélatine, se développèrent sur ces plaques, et leur donnèrent une teinte verdâtre. Il s'y trouvait des microbes variés, mais surtout des bacilles courts et des diplocoques qui nous rappelèrent ceux déjà remarqués dans nos observations précédentes.

Bien entendu, des recherches nouvelles et complexes sont nécessaires pour essayer d'élucider ce problème.

Observation XIII (MM. Moreau et Monnet)

Le petit A..., Français, rue de Constantine, à Alger, âgé de huit ans, est pris, dans la nuit du 11 au 12 mars, d'une forte fièvre. Dans la soirée même l'enfant avait dit à sa mère que son estomac lui faisait mal. La veille, après avoir joué et couru, il s'était mis à boire en grande quantité de l'eau de la maison que l'on ne filtrait plus depuis quelques jours.

Le lendemain, 12 mars, les phénomènes d'embarras gastrique s'accusent davantage ; il n'y a pourtant pas de vomissements ; les selles sont ordinaires.

Le 13, au matin, l'enfant, à la suite d'une purge de calomel et de santonine, rend une multitude d'oxyures dans deux selles successives, très fétides. L'haleine est mauvaise ; la langue légèrement saburrale. Ce jour-là, l'enfant vomit pour la première fois. Le docteur Saliège, tout en posant le diagnostic d'embarras gastrique fébrile, craint le début d'une fièvre typhoïde et ordonne salol, quinine, lavements boriqués.

14 mars. — La fièvre tombe. L'enfant paraît aller mieux. Il vomit cependant plusieurs fois. On donne une deuxième purge au calomel. On ne trouve plus d'oxyures dans les selles. Le traitement est continué avec le champagne en plus. Or, ce même jour, on remarque à la région fessière, éparpillés très discrètement, des points rouges.

Le 15 mars, comme le petit malade, même avec les lavements, n'a pas été à la selle, on lui administre une nouvelle purge de calomel. La matinée est excellente ; l'enfant rit et s'amuse. Dans l'après-midi, il est pris de plusieurs vomissements glaireux. Et c'est de ce jour que les symptômes de l'érythème infectieux vont s'échelonner avec une rapidité effrayante : l'amaigrissement brusque, l'hypothermie constante avec l'accélération du pouls et l'hyposthénie (*Voir le tracé thermo-sphygmo-graphique*).

Dans la nuit du 15 au 16, l'enfant n'a cessé de vomir et aussi de crachoter jusqu'à 11 heures ; puis il s'est endormi ; le sommeil a été très agité.

L*e matin*, 16, une grande fatigue, des nausées, des maux de cœur, un manque d'air, tout cela tourmentait le petit malade qui allait de plus en plus mal. Les températures, toujours prises à l'anus, marquent, 37°2, 36°6, avec quatre-vingt-douze pulsations. Les vomissements continuaient ; tous les médicaments étaient rejetés. Deux selles seulement, peu abondantes. On ajoute au traitement de la kola, une potion de Rivière et du champagne.

Le mardi 17 mars. — L'enfant est dans un état d'abattement effrayant. La figure est pâle, exsangue, les yeux sont excavés, les lèvres rôties, d'un rouge brique. On a l'impression d'un petit cadavre. La mère a été prévenue que son enfant est en danger de mort ; elle s'en rend compte d'ailleurs et autorise toutes les tentatives qu'on croira devoir faire pour le sauver. Fort de cette autorisation, le docteur Saliège voyant encore un nouveau cas de la maladie infectieuse indéterminée, institue sans espoir de succès le traitement subi par les malades précédents, c'est-à-dire injection de sérum artificiel et potion de strychnine.

L'éruption se caractérise comme toujours par un piqueté disséminé aux fesses, à la face externe des cuisses, aux jambes, et aussi par des rougeurs diffuses plus ou moins étendues au tronc, surtout au niveau des articulations du poignet, du coude et du genou.

Le docteur Moreau vint dans l'après-midi examiner le petit malade. Voyant le peu d'effet de la thérapeutique jusqu'alors appliquée, il propose de recourir à l'acide lactique à cause de quelques ressemblances entre la maladie actuelle et la diarrhée verte des enfants, où ce remède a donné de si beaux succès, et d'y joindre des lavements de permanganate de potasse, cette substance ayant aussi donné des résultats remarquables comme antidote de certains poisons organiques et particulièrement du venin des serpents. Il est d'avis de supprimer toute alimentation, même le lait, afin de ne pas introduire de nouvelle substance fermentescible dans le tube digestif où paraît être la source principale de l'infection. Mais, pour soutenir les forces de l'enfant, il conseille de donner, pour boisson, du thé léger au rhum ou du café, de continuer la potion de strychnine et de faire de temps en temps sur tout le corps des frictions avec de l'alcool camphré.

D'un commun accord, MM. Saliège et Moreau prescrivirent donc :

1° Toutes les heures une cuillerée à soupe de :

Acide lactique.	2 grammes
Sirop de menthe.	30 —
Eau distillée	100 —

2° Toutes les trois heures : friction à l'alcool camphré.

3° Toutes les trois heures aussi, une cuillerée à café de

Sulfate de strychnine.	3 milligrammes
Sirop de fleur d'oranger.	60 grammes

4° Matin et soir, lavement avec un verre de la solution suivante :

Permanganate de potasse.	0,25 centigr.
Eau distillée	1 litre

Le Dr Ramakers, qu'ils rencontrèrent un instant après cette consultation, eut l'heureuse idée de conseiller les injections de sérum anti-streptococcique de Marmorek ; il avait eu cette pensée à la suite d'une conversation avec M. le Dr Laporte, au sujet des malades de M. Saliège. Il lui avait paru possible, probable même, que le streptocoque jouât ici le rôle qu'on lui attribue dans les fièvres éruptives à forme hémorrhagique.

Nous tenons à lui rendre tout l'honneur de cette innovation ; car, dès ce jour, les malades soignés d'une part par le sérum, d'autre part par l'acide lactique et le permanganate du potasse, ont été presque tous sauvés. — Le sérum nous a paru exercer une action prépondérante, toujours bienfaisante, sinon toujours curative. Tandis que les 12 premiers cas que nous avons publiés et où cette médication n'avait pas été employée se sont tous invariablement terminés par la mort, les 12 que nous publions aujourd'hui et qui ont bénéficié de la nouvelle médication ne nous ont donné que 3 décès contre 9 guérisons. Ironie de la destinée ! quinze jours après, le Dr Ramakers, victime du devoir professionnel, était terrassé par une angine streptococcique, contractée auprès d'un de ses malades et si rapidement foudroyante qu'on n'eut pas le temps de lui injecter le sérum de Marmorek.

Le mardi soir, le Dr Moreau fit donc une première injection de sérum de 5 cent. cubes. Dans l'espace de trois heures, tous les phénomènes changent : L'enfant dort, se réveille dans la nuit pour demander à boire et pour être ventilé ; il demande même pour la première fois à manger.

Remarquons que pas un seul instant l'enfant n'a eu du délire : du premier au dernier jour de la maladie, il a toujours eu une lucidité complète, même dans l'hyposthénie la plus inquiétante.

Le 18, le Dr Saliège est grandement surpris de l'amélioration de l'enfant. Il croyait ne plus le retrouver vivant. Il conseille deux nouvelles injections de sérum de 5 cent. cubes. Chose remarquable : les vomissements avaient complètement cessé, l'éruption avait beaucoup pâli, les selles étaient plus abondantes, et le visage du petit malade n'avait plus du tout ce facies péritonéal de la veille. Dans la nuit, l'enfant a eu le hoquet, s'est réveillé pour boire et a demandé de la ventilation. Comme les extrémités étaient toujours froides, on fit à plusieurs reprises, et aux demandes réitérées du petit malade, des frictions à l'alcool camphré. On les continua du reste chaque jour, jusqu'à la convalescence.

Depuis *ce jour, 18*, l'espoir de la guérison a grandi. Le pouls restait seulement irrégulier. La température rectale toujours basse. Les besoins de crachotement et de ventilation furent impérieux pendant longtemps. L'enfant dormait davantage. Comme il avait des soubresauts, la strychnine fut supprimée. On lui redonne, *le 19*, une injection de sérum de Marmorek. Et comme il ne cessait de réclamer à manger, deux jours après, *le 21*, on commença l'alimentation. On donna un lait de poule : mais cette tentative ne fut pas heureuse : presque aussitôt, l'enfant eut 96 pulsations avec une température anale de 36°5. Il est redevenu pâle, aussi abattu qu'avant les injections de sérum ; même les vomissements recommencèrent. Immédiatement, ont fit une cinquième injection de sérum Marmorek et le traitement fut institué dans toute sa rigueur, avec la diète absolue en plus.

La fine desquamation, qui avait commencé le 19, se poursuivit partout, et fut très visible aux ailes du nez et aux fesses. Le 23, l'enfant fut tourmenté par de grandes démangeaisons. Le pouls continua une dizaine de jours à être irrégulier. La température s'éleva un peu. Et ce n'est que le 25 mars que l'on recommence avec beaucoup de prudence l'alimentation.

Les cheveux ne sont pas tombés.

Les urines examinées n'ont rien révélé d'anormal ; notamment, pas d'albumine. Dans le sang aucun microbe. La gorge n'avait pas de plaques ou d'enduit pultacé.

Observation XIV (*M. Monnet*)

Ce fut le 4 mars que la maladie débuta chez l'enfant J.-B., âgée de 11 ans (Française, habitant Alger, rue Dumont-d'Urville). En revenant de la classe, où elle avait bu six grands verres d'eau, elle se coucha très fatiguée.

Tout d'abord on la purgea, *les 5 et 6*, mais l'amélioration ne survenant pas, la fièvre marquant 40°, les parents appelèrent le Dr Saliège, qui porta le diagnostic d'amygdalite pultacée. Le traitement consista en gargarismes d'eau boriquée, badigeonnages au glycérolé-mimotannique, cachets de quinine et de salol.

Le 8 mars, la fillette prit une purge de calomel (0,50 centigrammes), qui fut sans effet. Elle eut des vomissements dans l'après-midi et passa une nuit très agitée.

Le 9, les vomissements deviennent plus fréquents. La température oscille entre 38° et 39°. Selles abondantes.

Le 10, l'enfant souffre beaucoup du ventre, et, depuis ce jour, les symptômes de la maladie deviennent de plus en plus nets. Le moindre mouvement provoque des vomissements; aucun aliment, aucune boisson ne peut être gardé. Maux de cœur, hoquets, agitation extrême durant la nuit, prostration très grande le jour. La gorge, la bouche, les lèvres sont absolument sèches. Elle va bien à la selle.

Ce sont les phénomènes cutanés qui ont eu plus d'importance inquiétante que chez d'autres malades observés.

Les urines examinées ne présentent rien d'anormal.

Le 17, les vomissements avaient cessé. Il faut dire que le traitement aux lavements de permanganate, etc., avait été appliqué la veille. Le 18 au soir, on injecta cinq centimètres cubes de sérum de Marmorek.

Le 19, l'éruption avait énormément pâli, surtout à la paume des mains et aux coudes. On lui fit une deuxième injection de sérum de Marmorek (5 cc.) dans l'après-midi. L'amélioration fut très vite sensible.

Les plaques étaient presque effacées; il ne restait que le piqueté. Aux jambes se montrait une desquamation très infime. Les vomissements n'avaient pas cessé depuis deux jours. L'enfant demandait à manger. Toujours des selles abondantes et fétides, d'un noir jaunâtre. Chez cet enfant, l'éruption commença le 7 mars au coude droit, par un piqueté, puis fut remplacée par de petites plaques d'un rouge de pêche lavé. Cette même physionomie de l'éruption se montra aux mains, aux coudes, aux genoux, au visage, autour des paupières sous forme de plaques irrégulièrement soulevées et petites; aux fesses et dans le dos, elle fut caractérisée par des petits points rouges d'étendue variable.

L'amaigrissement était notable ; le facies exprime beaucoup de lassitude, mais, pourtant la discordance entre le pouls et la température, quoique évidente, n'est pas aussi manifeste que dans plusieurs des observations précédentes (*Voir le tracé thermo-sphygmo-graphique*). L'enfant était très altérée.

Le 23, pour activer la convalescence, il est fait une troisième et dernière injection de sérum, et, dès ce jour, la guérison est très rapide. L'enfant est tourmentée simplement par les démangeaisons, mises sur le compte du sérum. Elle est soumise à la diète absolue jusqu'au 20 mars : dès lors, elle est nourrie avec beaucoup de prudence, dans la crainte d'une rechute, comme dans l'observation précédente. Une huitaine de jours après, les cheveux sont tombés par plaques.

Le 20, à la fesse droite, apparaît une large plaque rouge rosé. Il y a des papules qui ont le derme à nu ; la desquamation, très lente, gagne un peu partout le corps, comme par des pellicules infimes. L'enfant se plaint de la gorge. On trouve sur l'amygdale deux points blancs. Immédiatement on fait un ensemencement sur sérum, qui, le lendemain, examiné par le Dr Soulié à l'Institut Pasteur, ne révèle que des staphylocoques.

Le 21, la desquamation atteint le pourtour des paupières et le nez. L'état général devient excellent. Le sommeil est revenu. La jeune malade se plaint seulement de manquer d'air et est encore dans un très grand énervement.

Comme l'éruption tarde à disparaître, on fait une troisième injection de sérum de Marmorek. Et à dater de ce jour l'éruption pâlit et la desquamation progresse très rapidement ; elle est surtout très frappante à la paume des mains.

Le sommeil et l'appétit sont revenus. L'enfant n'avait plus cet agacement. Et le 28 mars on pouvait commencer avec une extrême prudence l'alimentation.

L'enfant a une bonne convalescence. Les cheveux sont tombés par plaques. La desquamation a continué pendant une semaine.

Au point de vue bactériologique, le sang pris au niveau d'une plaque du coude n'a donné aucune culture dans du bouillon. Des ensemencements faits avec le liquide diarrhéique ont donné d'une part des diplocoques semblables à ceux des observations antérieures et le colibacille. Des cobayes, injectés avec une dilution de ces cultures, sont morts dans l'espace de dix-huit heures, mais visiblement de stercorémie.

Observation XV (*Dr Merz*)

Georges S..., Maltais, âgé de trois ans, est pris, dans la nuit du 18 au 19 mars 1896, d'un malaise subit : pâleur, sueurs froides, nausées. Appelé aussitôt, je constate un refroidissement considérable du corps, la face est blanche, les yeux enfoncés dans l'orbite, le pouls incomptable. Le petit malade fait quelques efforts et expectore un peu de bile. J'ordonne des frictions stimulantes et du champagne, puis, pensant avoir à faire à un cas de la maladie observée par MM. Moreau et Saliège, j'institue immédiatement un traitement par *l'acide lactique*, traitement qui est complété, après une consultation du Dr Moreau, par une solution de *strychnine* et des lavements de *permanganate de potasse*. Diète, boissons alcooliques.

Le soir, temp. 38°2, pouls 140.

20 mars. — Pâleur moins grande : l'aspect cholérique de la veille s'est amendé. Pas de vomissements, ni de selles. Temp. M. 39°. S. 40°, P. 140. Quelques taches érythémateuses rares, sur les membres inférieurs et le ventre.

Du 21 au 27 mars, l'état s'améliore, sauf rechute le 24, où la température remonte à 39°5 et le pouls à 135, après ingestion, très parcimonieuse pourtant, d'aliments. A partir du 27, après quelques jours encore de diète, le petit malade entre en convalescence.

Observation XVI (*M. Monnet*)

Le vendredi 20 mars, l'enfant J. L..., Française, âgée de 6 ans, demeurant à Bab-el-Oued, rue du Frais-Vallon, tomba malade dans l'après-midi avec une forte fièvre et du délire. Le matin, même, paraît-il, elle avait beaucoup bu d'eau.

Le Dr Saliège fut appelé le lundi 23 mars. Depuis le début de la maladie, l'enfant avait énormément vomi et se plaignait de la gorge, surtout du ventre. Elle n'allait pas à la selle. Deux lavements, l'un avec de l'huile d'olive, l'autre avec des fleurs de mauve, lui firent évacuer des matières verdâtres, un peu épaisses, puis un liquide diarrhéique noir et jaune.

La grand'mère, qui soignait la petite, aurait remarqué la présence de petits points noirs sur les fesses, aux genoux, aux coudes, dès le premier jour. Et, les jours suivants, vers l'après-midi, au moment de la fièvre, le corps et le visage devenaient absolument rouges.

De plus, la petite malade poussait des cris, était dans une agitation extrême, et ce fut le lundi 23 que commencèrent les convulsions.

Le Dr Saliège, après l'avoir fait soigner comme atteinte de typhoïdette, se vit en présence des cas bizarres de la maladie infectieuse. Et il pria le Dr Moreau de vouloir bien aller l'examiner.

Le jeudi 26, M. Moreau trouva l'enfant dans les convulsions, la peau froide, avec un pouls incomptable, les conjonctives injectées, les pupilles dilatées, la tête renversée sur la nuque en opisthotonos ; les muscles du thorax participant à la convulsion, l'asphyxie et la mort semblaient imminentes. Immédiatement on la frictionna à l'alcool camphré, des compresses d'eau froide lui furent appliquées sur le front, et sur-le-champ on injecta 10 centimètres cubes de sérum anti-streptococcique de Marmorek. Le traitement aux lavements de permanganate de potasse fut ordonné, sans oublier les potions d'acide lactique et de strychnine. L'enfant revint à elle, les symptômes alarmants s'amendèrent un peu ; les vomissements cessèrent ; seulement l'enfant faisait des efforts inouis et stériles pour aller à la selle, même avec le lavement ; durant quelques heures, survint un sommeil calme. Il n'y avait aucun phénomène respiratoire anormal.

Dans cette même journée, le soir, on injecta une nouvelle dose de sérum de Marmorek à 10 centimètres cubes. L'enfant recommençait à tomber dans les convulsions de plus en plus nombreuses, restait constipée. La fièvre qui, ce matin, marquait 38° avec 120 pulsations, était le soir à 39°,3, puis à 37°, pour remonter dans la soirée à 38°,9. Le pouls avait les mêmes irrégularités; tantôt il battait excessivement vite, tantôt il était imperceptible, ou bien des intermittences de rapidité et de lenteur.

L'amélioration de la soirée fut illusoire avec une troisième injection de sérum. L'enfant rendit des caillots noirâtres avec les lavements, et dans la nuit du jeudi au vendredi 27 mars expira. Le corps était brûlant.

OBSERVATION XVII (*M. Monnet*)

La femme C..., épouse M..., Maltais, habitant à Alger, rue Benachère, âgée de vingt ans, accouche le 12 mars d'un enfant vivant. Couches normales; elle ne reçoit pas d'injections, et au huitième jour se lève.

Deux jours après, le dimanche 22 mars, elle sort, et dans l'après-midi, tout d'un coup elle est saisie d'une lassitude générale. Et, le soir, dès qu'elle fut alitée, un grand frisson ne la quitta pas jusqu'à minuit.

Le lundi 23 mars, la sage-femme appelée ordonna pour les courbatures des frictions d'alcool camphré et d'essence de térébenthine, puis une purge et de la quinine; la malade ne se plaignait nullement du ventre.

Le mardi 24 mars, surviennent des pertes blanches fétides, M. le Dr Saliège, mandé, diagnostiquant septicémie puerpérale, institua sur le champ le traitement d'usage. La température, ce jour-là, était de 40°2. Et, à la suite des injections chaudes vaginales au sublimé, un peu de quinine et des lavements boriqués, les journées du mercredi et du jeudi semblèrent indiquer une amélioration, malgré une asthénie très frappante.

Or, dans la nuit du vendredi au samedi 28 mars, la malade fut prise de vomissements, et, au matin, elle rendait absolument tout ce qui lui était donné: boissons, potions.

Ce même matin, la famille s'aperçut de l'apparition de grandes plaques rouges aux avant-bras et aux poignets, et, quand M. le Dr Saliège la visita, il put constater le siège de l'éruption sous forme d'un piqueté, surtout aux fesses et au niveau des articulations des genoux et des coudes. Il fut très étonné de se trouver en présence d'un nouveau cas de cette maladie très nette, remarquée depuis longtemps par lui et par M. Moreau, avec son cortège de symptômes invariables.

La température était à 37°. Le pouls battait à 130. Le facies de la malade avait changé du jour au lendemain. Les yeux enfoncés avec un grand bistre noir, envoyaient un regard atone. Le nez, très effilé, surplombait des lèvres rôties d'un rouge sombre. L'amaigrissement était devenu considérable d'un coup. A tout moment la malade était secouée du hoquet. Elle ne cessait de vomir des matières porracées, mêlées de glaires.

Aucune selle, et les envies d'uriner étaient impuissantes. Les extrémités étaient glacées.

En présence de cette infection secondaire, le Dr Saliège recourut alors aux injections du sérum de Marmorek, aux lavements de permanganate de potasse, et aux potions d'acide lactique et de strychnine. Diète absolue.

Le samedi donc, 29 mars à 1 heure du soir, il fut injecté à la malade 5 centimètres cubes de sérum de Marmorek, et en même temps on administra un premier lavement. Et le soir du même jour, la température marquait 36°4 avec un pouls à 108, une deuxième injection de Marmorek lui fut donnée.

Le lendemain, dimanche 29 mars, sous l'effet de ce traitement, la malade se sentait mieux; elle avait cessé de vomir; les selles avaient été rares, un peu mêlées de débris verdâtres, jaunes. Elle avait chassé des urines un peu chargées. La malade était plus éveillée, gênée seulement par le hoquet qui ne l'avait pas quittée. Température, 36°,5. Pouls, 104.

Les choses en étaient là, quand, dans la soirée, elle fut enlevée de chez elle par une mesure policière d'hygiène et amenée à l'hôpital avec le diagnostic d'angine diphtérique avec éruption purpurique. Ce transbordement fatigua beaucoup la jeune malade. Elle fut placée immédiatement à la salle Claude-Bernard, dans le service du Dr Moreau. Le soir même de son entrée, le même traitement lui fut appliqué, sans oublier les injections vaginales. Une troisième injection de 5 centimètres cubes de sérum de Marmorek également.

Le lundi matin, 30 mars, la malade ne semblait pas mieux. Le pouls comptait 130 avec une température de 37°5.

La gorge fut examinée. Or, il se trouvait dans toute la bouche des enduits blanchâtres, sur la langue, sur le voile du palais. Immédiatement on ensemença sur deux tubes de sérum; d'autant plus que le diagnostic, ferme ou dubitatif, de diphtérie était maintenu par plusieurs médecins qui étaient venus la voir ce matin même.

Dans l'après-midi, M. le Dr Vincent (du Dey), fit une petite prise de sang pour rechercher les diplocoques qui ont été signalés dans les observations précédentes. Et, d'un commun avis, M. Moreau fit avec lui une injection de 10 centimètres cubes de sérum antidiphtérique de Roux, et une injection de sérum de Marmorek.

Rien n'y fit. La malade alla s'affaiblissant de plus en plus, avec un pouls de 140 et une température de 38°, qui allait en augmentant. Elle mourut dans la nuit, à 3 heures, avec 40°.

L'autopsie ne put être faite.

Le résultat d'examen, par M. le Dr Soulié, des tubes de sérum, donna : « Muguet, associations multiples, pas de diphtérie. » Les milieux ensemencés avec le sang par M. le Dr Vincent dans son laboratoire de l'hôpital du Dey « restèrent stériles ».

Observation XVIII (*Professeur Moreau*)

Le 11 avril 1896, je suis appelé par le Dr Saliège auprès de l'enfant Gr..., Maltais, âgé d'environ trois ans, demeurant à Alger, rue Négrier. Il était malade depuis quelques jours et sa maladie, caractérisée par des vomissements incessants, une rapidité du pouls contrastant avec l'hypothermie et une éruption généralisée d'un rouge vermillonné, me rappela immédiatement les cas précédemment observés avec mon confrère. Seulement, ici, au lieu de la diarrhée que nous avions toujours notée, nous trouvons une constipation opiniâtre. Malgré cela, nous instituons le traitement complet par le sérum de Marmorek, l'acide lactique, le permanganate de potasse, la strychnine et les frictions à l'alcool camphré.

Le 12 avril, un mieux notable s'est produit ; on cesse l'administration du sérum.

Le 13 avril, les symptômes se sont de nouveau aggravés ; l'enfant paraît énormément souffrir de la constipation et, vomissant incessamment, rejette tous les médicaments. Le sérum n'a plus été donné. L'éruption a de nouveau augmenté ; l'amaigrissement fait des progrès rapides : l'enfant pousse de grands cris et se frappe du poing la tête, fait à rapprocher de celui relaté dans l'observation I.

Vers le soir j'insiste pour la reprise des injections de sérum, parce que l'état me paraît presque désespéré, et je propose même de donner la strychnine en injection sous-cutanée à la dose d'un quart de milligramme.

Malgré tout, l'enfant a succombé dans la nuit.

Observation XIX

(Recueillie par M. Pamart, interne à l'hôpital de Mustapha salle Charcot).

B..., Pauline, seize ans, née à Lausanne (Suisse), demeurant à Alger dans le quartier Saint-Augustin (18, rue de Constantine).

La maladie débute le *7 avril*. Du *7 au 11*, les symptômes sont ceux d'une amygdalite pultacée grippale; il y a fièvre intense (39° à 40°), courbature ; sur les amygdales, dépôt blanchâtre s'enlevant très facilement à la cuiller. Rien ne met en droit de penser à la diphtérie. Le traitement établi par le Dr Saliège consiste en purgations, chlorhydrate de quinine, gargarismes boriqués et badigeonnages tanniques.

Le 11, l'amygdalite a complètement disparu. Dans la nuit, la malade, ayant une soif très vive, profite de ce qu'elle n'est pas surveillée pour se lever et boire *deux litres d'eau filtrée* à une jarre de la cuisine. *Le lendemain* se déclarait de la diarrhée : la fièvre était presque nulle, mais l'état général était mauvais et la prostration très marquée.

Le Dr Saliège pense à un début de typhoïde. Le traitement consiste en purges, quinine, salol et lavements boriqués.

Le 16, la malade entre à l'hôpital, salle Charcot.

L'aspect général est caractéristique. Yeux enfoncés sous l'orbite, lèvres pourpres, figure excessivement amaigrie. La prostration est extrême; néanmoins l'intelligence a conservé une lucidité parfaite. La malade ne demande qu'une chose : qu'on la laisse tranquille. Toute tentative pour la faire boire est inutile; elle rejette immédiatement tout ingestat. La diarrhée continue ; la malade fait sous elle sans s'en rendre compte.

L'éruption avait commencé *le 15 avril* par quelques taches rosées, devenues plus nombreuses le 16 et qui, pour la plupart, ne s'effaçaient pas à la pression. *Le 17*, éruption érythémateuse sur la face externe des bras, sur le haut du thorax et au niveau des trochanters. Les lèvres présentent quelques plaques d'un enduit croûteux, bordées d'un mince liséré blanc.

La langue est rouge foncé et sèche : ses papilles sont hérissées comme celles de la langue d'un chat.

Le traitement institué est le suivant :

1° { Permanganate de potasse............ 0,50 centigrammes
   { Eau .... 1000 cmc.

Trois lavements par jour, chacun étant suivi, à cinq minutes d'intervalle, d'un lavement d'eau bouillie ;

2°	Arséniate de strychnine........	0,01 centigramme
	Eau distillée........................	100 cmc.

8 cuillerées à café par jour, de trois en trois heures;

3°	Acide lactique........................	2 grammes
	Sirop de menthe	25 grammes
	Julep gommeux........................	100 cmc.

A prendre dans la journée avec de l'eau de Seltz.

Diète absolue.

Café, thé, vin blanc, eau de Seltz, champagne.

Le 17 avril, à 10 heures du matin, il est fait une injection de 5 centimètres cubes de sérum de Marmorek. L'état ne se modifie pas dans la journée. A 6 heures 1/2 du soir, deuxième injection de 5 centimètres cubes de sérum anti-streptococcique.

18 avril. — Grande diminution de la prostration. Les plaques érythémateuses ont considérablement pâli. Respiration longue, face injectée ; la tête est secouée convulsivement dans le sens latéral. L'intolérance de l'estomac s'est amendée ; la malade a pu prendre un peu de champagne, de thé et de café ; elle a aussi avalé des dragées de glace. Le pouls est mieux frappé.

La nuit est tranquille.

19 avril. — L'éruption a presque disparu au thorax; aux bras et aux avant-bras, elle a fait place à une desquamation furfuracée. L'état de la langue est le même. Journée tranquille. La malade se plaint seulement de la gorge. La nuit est agitée : cris, mouvements convulsifs de la tête, chants. Une friction alcoolisée ramène le calme vers 2 heures du matin.

20 avril. — La desquamation s'accentue. La langue est devenue humide, et l'état général semble meilleur. A 8 heures du soir, injection de 5 centimètres cubes de sérum de Marmorek.

A midi, la malade absorbe un peu de bière ; à midi et demi, brusque poussée de fièvre (40°).

Nous ferons remarquer, à ce sujet, que, pendant la période d'état de la maladie, tout ingestat nécessitant un travail peptique (lait, bière) a *toujours* été suivi d'une poussée fébrile ;

tandis que les médicaments et les boissons dont les principes pouvaient traverser la muqueuse intestinale par simple osmose et sans travail chimique (thé, café, coca, strychnine, caféine) n'ont pas provoqué cette réaction.

La fièvre cesse le soir. Nuit tranquille.

Le 21 avril, la malade paraît plus éveillée. Les levres ont un peu pâli. La desquamation continue. La nuit est agitée.

Le 20, la malade souffre de la tête. L'éruption a complètement disparu ; la desquamation s'achève aux avant-bras. A 9 heures du matin, injection de 5 centimètres cubes de sérum de Marmorek. Le pouls est rapide et inégal, mais à rythme régulier. Les lèvres ont une coloration normale. La température étant élevée, le Dr Saliège prescrit des bains froids. A 5 heures du soir, on en donne un, suivi d'un lavement de 0 gr. 50 de chlorhydrate de quinine.

Un peu d'agitation dans la nuit.

Le 23, la langue, blanche sur les côtés et à la pointe, est café au lait en arrière et à la partie moyenne ; *mais partout elle est parfaitement humide*. Lèvres et gencives sont normales. La nuit est bonne.

Le 24, la desquamation est complètement terminée. Le pouls est plus large. La langue a conservé le même aspect. Vers 4 heures du soir, la malade ayant pris une gorgée de lait, se met à vomir, et la température monte à 39°1. Bain froid. Nuit tranquille.

Le 25, à 11 heures du matin, 39°4. Bain froid. La malade est pâle et somnolente ; quand elle s'éveille, elle crie et se débat. La nuit est très agitée.

Les jours suivants, l'état général est à peu près stationnaire. La langue a toujours le même aspect. Le pouls est faible, rapide, régulier. La face est rouge et enfiévrée. Le 27 et le 28, la malade prend quelques quartiers d'orange, et ces ingestats sont suivis de poussées fébriles et de vomissements.

Du 28 au 30, l'état général s'améliore ; les nuits sont tranquilles, les sommets thermiques moins élevés, le pouls meilleur.

Le 1er mai, le matin, la malade vomit un peu de bile. Elle est très faible; la face est pâle et grippée. Les idées sont embrouillées; il semble qu'il y ait anémie cérébrale. Il y a, dans les urines, des traces d'albumine. L'urée est excrétée en quantité normale.

Le traitement est modifié et comporte :

Caféine, 1 gramme, en potion;

Lavements de permanganate de potasse;

Infusions de feuilles de coca, thé, café, champagne.

La strychnine, surexcitant très violemment la malade, est supprimée.

Les jours suivants, l'état est stationnaire. La malade est très faible; dans la nuit du *7 au 8 mai*, elle vomit de la bile.

Le 9, la langue se nettoie et *le 10* elle a repris sa coloration normale. Le pouls et la température étant satisfaisants, les selles étant devenues normales et les nuits bonnes, le Dr Saliège décide de commencer le *11 mai* l'alimentation, en donnant du bouillon à titre de peptogène.

Le 13, on y ajoute un peu de tapioca très cuit.

Dans la nuit *du 13 au 14*, accès de fièvre avec frisson, chaleur et sueur. *Le 14*, néanmoins, l'état général est satisfaisant. On continue donc l'alimentation. Deux œufs crus et trois biscuits à la cuiller trempés dans du champagne sont parfaitement tolérés.

Le 16 mai, la malade prend un peu de blanc de poulet. Dès lors, la convalescence est commencée, et on augmente peu à peu l'alimentation en la graduant avec la plus extrême prudence.

L'analyse des urines, faite à nouveau *le 10 mai*, avait indiqué une composition absolument normale.

Il ne nous reste plus à signaler que la formation de deux abcès aux points piqués lors des injections de sérum de Marmorek. Ces abcès ont été ouverts *le 22 mai* et n'ont donné lieu à aucun accident particulier. La sœur de la salle Charcot nous a dit avoir remarqué que les injections sous-cutanées, suivies, peu de temps après, par des bains froids, ont toujours donné lieu à la formation d'abcès.

Examen de la courbe. — Outre l'influence des aliments nécessitant un travail chimique de l'appareil digestif, influence signalée plus haut, nous pouvons remarquer, dans la courbe, plusieurs phases parfaitement distinctes.

Jusqu'au *23 avril*, pouls et température présentent des variations en sens inverse, le pouls est moins rapide chaque fois que la température monte, et réciproquement, exception faite pour la poussée fébrile *du 20 avril*, qui a suivi l'ingestion de bière.

Du *23 avril au 1er mai*, le rapport des deux courbes est parfaitement irrégulier. A partir de cette dernière date, il paraît s'établir entre les tracés non pas une concordance, mais un parallélisme marqué, la courbe supérieure étant celle du pouls.

Les 7 et 8 mai, alors que le malade est très faible, il y a de nouveau dissociation des deux courbes. L'état de faiblesse générale peut expliquer ce rapport des deux tracés.

Le 9 mai, le parallélisme se dessine à nouveau ; les traits se rapprochent peu à peu, pour arriver à la coïncidence à partir du *20 mai*, alors que la convalescence est établie. (*Voir le tracé thermo-sphygmo-graphique.*)

Observation XX (M. Monnet)

L'enfant C..., Français, âgé de sept ans, habitant rue Rovigo, 17, à Alger, s'est couché le dimanche soir, *26 avril*. Il était brûlant de fièvre, accablé par des maux de tête et des douleurs sourdes aux articulations, sous les bras. Du premier jour aussi commencèrent les vomissements; il ne pouvait absolument rien garder. Enfin, la constipation fut opiniâtre.

Le Dr Saliège, en présence d'un embarras gastrique fébrile, ordonne des lavements boriqués ; la quinine et l'antypirine. Et jusqu'au *29 avril* rien ne semblait grave dans l'état de l'enfant; il se plaignait toujours du ventre.

Or, dans la nuit du *30 avril*, les parents furent effrayés du changement chez le petit malade. Ils virent sur son corps apparaître des rougeurs, surtout au niveau des articulations. L'enfant poussait des cris, se tordait sur le lit en se tenant le ventre, vomissait à tout instant. Et tous ces accidents sans fièvre.

Le Dr Saliege constata une nouvelle fois l'érythème infectieux et poursuivit immédiatement le traitement des lavements au permanganate de potasse et des potions à l'acide lactique et strychnique.

Le *2 mai*, les phénomènes digestifs n'avaient pas changé. Toujours de la constipation, continuellement des vomissements. Et l'enfant remuait à chaque instant, demandait à changer de lit, était dans un agacement très douloureux. Le faciès était très pâle; les yeux enfoncés; les lèvres d'un rouge brique; les gencives engorgées d'un sang visqueux noir.

L'éruption très discrète se dénonçait aux fesses, aux cuisses, aux jambes, dans le dos, par un piqueté hémorrhagique. Et même il y avait une fine desquamation qui commençait un peu partout.

Le soir, on fit une première injection de sérum de Marmorek. Le Dr Moreau, qui avait vu l'enfant dans la nuit, le trouva encore plus mal. Pour les douleurs du ventre il fit appliquer des cataplasmes laudanisés. L'enfant ne cessait de vomir; vers minuit, il devint complètement rouge des pieds à la tête. Il crachotait à tout moment. Insomnie. Les lavements seuls faisaient rendre des matières noires, verdâtres. Dans les vomissements il y avait beaucoup de petits filets verts.

Les pieds et les mains étaient glacés. On fit des frictions vigoureuses à l'alcool camphré. Mais le pronostic s'assombrissait de plus en plus.

Le *3 et le 4 mai*, on fit des injections de sérum de Marmorek. Les vomissements s'espacèrent de plus en plus. Il passa encore deux nuits sans sommeil, dans un très grand énervement, ne cessant de se plaindre du ventre qui était toujours plat et très douloureux à la pression.

Pourtant, dans l'après-midi du *4 mai*, l'enfant demanda à manger. Le sérum avait très bien agi. Les températures étaient moins basses ; aucun vomissement. A cause de la sputation incessante, on fit supprimer la strychnine. Il allait plus abondamment à la selle. Et à dater du *5 mai*, la température s'éleva. L'enfant s'assoupit, mais avec du subdélire. Il continuait à gémir. On fut même obligé, le *6 mai*, de lui donner un bain à 30°, le thermomètre marquait 39° sous l'aisselle ; la température et le pouls excessivement variables, dans l'espace d'une heure. L'enfant, malgré cette fièvre, se sentait mieux.

Dans les journées du *6 et du 7 mai*, il prit encore deux bains, et dès lors le mieux s'accentua. Le *11 mai*, il n'y avait aucun symptôme alarmant. On donna très prudemment à manger. Il entra en pleine convalescence, durant laquelle ses cheveux tombèrent et toute la peau changea par une desquamation générale à grands lambeaux, comme dans la scarlatine. (*Voir le tracé thermo-sphygmo-graphique.*)

Observation XXI (*M. Monnet*)

Chez l'enfant B..., Espagnol, âgé de quatre ans, habitant Alger, rue de la Girafe, la maladie a commencé le *19 avril* par une forte fièvre et des vomissements incessants. Le Dr Saliège l'a mis de suite au traitement pour fièvre typhoïde.

La maladie a pris un caractère d'extrême gravité, six jours après, au moment où l'on espérait la convalescence. Une éruption très abondante a envahi tout le corps du petit malade, sous le même aspect et aux mêmes endroits que nous signalons dans les observations précédentes. Depuis ce jour, l'enfant n'a cessé de geindre, nuit et jour, de s'agiter continuellement. Son ventre était très ballonné. Il n'allait pas du corps et continuait à vomir.

Le *1er mai*, le thermomètre marquait 40° dans la soirée. *Le 2*, on avait 37° et 37°6. *Le lendemain 3*, il y eut 39°, et on donna à deux reprises un bain à 30°. Et les jours suivants la température a oscillé entre 36° et 38°. Le pouls était imperceptible ou battait 130 à la minute avec 37°, ces pulsations diminuant dès que la température s'élevait.

Le traitement par les lavements au permanganate, etc., avait été appliqué le 1er mai. L'enfant reçut trois injections de sérum de Marmorek de 5 cent. cubes, le 1er mai, le 3 et le 4. Le facies changea du jour au lendemain. Mais, tandis que dans nos observations précédentes nous avons noté la pâleur et même la disparition de l'éruption après chaque injection, dans ce cas elle fut tenace. Les vomissements, qui ont toujours cessé dans les mêmes conditions de traitement, se sont renouvelés plusieurs fois après l'action du sérum. Aussi le pronostic que portèrent MM. Saliège et Moreau était très sombre.

L'enfant ne dormait pas du tout, refusait toute potion et avec beaucoup de peine on arrivait à lui donner des lavements qu'il rendait très abondants, fétides et noirâtres, avec des lambeaux de muqueuse. Le ventre, très plat, a été toujours douloureux à la pression ; ses pieds et ses mains toujours froids : les frictions à l'alcool camphré furent faites matin et soir.

Enfin l'enfant se maintenait, et, le *5 mai*, après une meilleure nuit, on put constater un grand mieux. L'enfant criait moins. L'éruption était moins rouge. Même une desquamation apparaissait aux mains, au visage ; les cheveux tombaient. Chose encore plus importante, l'enfant réclamait à manger à grands cris.

La maladie a duré vingt et un jours, et le petit malade a eu une convalescence très heureuse et très rapide.

Observation XXII (*M. Monnet*)

Le Dr Saliège fut appelé le *27 avril*, auprès de l'enfant Ch., Israélite, habitant rue Jean-de-Matha. Elle était prise d'une forte fièvre, avait des vomissements. Le Dr Saliège institua le traitement d'embarras gastrique fébrile.

Huit jours après, une éruption discrète s'éparpilla sur le corps, aux genoux, aux fesses. L'enfant continuait à vomir et à faire des selles jaune verdâtre. Le Dr Saliège, tout en remarquant que tous les symptômes étaient excessivement atténués, institua les lavements de permanganate de potasse, etc. Le Dr Moreau, qui fut appelé par les parents, constata la légèreté du cas ; il fit quand même, pour rassurer la famille, une injection du sérum de Marmorek.

Cette injection fut bienfaisante. La température continua quand même à rester basse, 36°5, 36°6, avec pouls à 108, 110, 120, 130. Mais les douleurs du ventre dont se plaignait l'enfant disparurent, l'appétit revint vite et après dix jours de maladie très bénigne, l'enfant put manger. Pendant sa convalescence la peau a desquamé tout comme chez les autres malades.

Observation XXIII (*M. Monnet*)

L'enfant qui fait l'objet de cette nouvelle observation, M. G.., Française, habitant rue de la Poudrière, tomba malade le dimanche *25 avril*, en revenant de Belcourt, où elle avait bu beaucoup d'eau. Elle s'est couchée avec de grands maux de tête, et commença à vomir tout ce qu'elle avait mangé dans la journée.

Les vomissements abondants et fétides ont duré jusqu'au *1er mai*. L'enfant allait à la selle ; c'était une diarrhée verte. Son corps était chaud, et les extrémités absolument glacées. Elle crachotait. Sa gorge et ses lèvres était sèches ; à tout moment elle demandait à boire. Les yeux étaient enfoncés. Somnolence. Hébétude. Toutefois, on se trouvait en présence d'un cas peu grave, car, dès qu'il fut constaté des points éparpillés d'érythème infectieux, dès que le Dr Saliège constata la discordance entre le pouls et la température, 37°3 avec 120 pulsations, le traitement spécial fut vite appliqué, *sauf les injections du sérum de Marmorek.*

Les vomissements cessèrent. L'état général changea du tout au tout sous l'influence des lavements au permanganate de potasse et de la potion lactique, avec les frictions camphrées.

Huit jours après, c'est-à-dire *le 9 mai*, l'enfant se levait guérie. En ce moment la peau desquame encore par toutes petites pellicules au visage, au cou.

Observation XXIV

D... Céleste, vingt ans, née à Epernay, Française, demeurant à Mustapha, 19, rue de la Liberté.

La malade fut prise, *le 15 avril 1896*, d'une angine dont elle se rétablit incomplètement. Elle souffrait aussi, depuis cette époque, de douleurs à la région épigastrique. Le 9 mai se déclarent des phénomènes d'infection intestinale : constipation opiniâtre, langue saburrale, haleine fétide, fièvre légère, insomnie avec agitation nocturne, mais sans troubles intellectuels.

Le 14 mai se produisent plusieurs vomissements alimentaires et bilieux ; en même temps se déclarait une intolérance complète de l'estomac pour tous les liquides.

Le 15 mai au soir se montrait au thorax une large plaque rouge, semblable à une lésion de grattage, et *le matin du 16*, le docteur Saliège constatait une éruption essentiellement polymorphe. Rubéolique au visage, elle était scarlatiniforme au thorax et à l'abdomen ; aux régions fessières, on trouvait des papules ; aux avant-bras, un piqueté rouge vif. La couleur des lèvres était normale.

Le 16 mai, la malade entrait à l'hôpital, salle Charcot, et était soumise au traitement suivant :

Diète absolue.

Thé, café, champagne, infusions légères de feuilles de coca.

1° { Permanganate de potasse. . . . . 0 gr. 50 centigrammes
Eau distillée . . . . 1000 cmc.

Trois lavements par jour, suivis, à cinq minutes d'intervalle, d'un lavement d'eau bouillie.

2° { Acide lactique. . . . . 1 gramme
Julep gommeux . . . . 120 cmc.

à prendre par cuillerées à café.

3° { Arséniate de strychnine . . . . 0,01 centigramme
Eau. . . . . 100 cmc.

Six cuillerées à café par jour, de trois en trois heures. Il fut impossible d'injecter du sérum de Marmorek, qui faisait défaut.

Les 16, 17, 18 et 19 mai, le traitement fut rigoureusement appliqué. La malade paraissait s'en trouver bien. Toutefois, nous remarquions une dilatation anormale des pupilles.

Tout à coup, à 6 heures du soir, *le 19 mai*, la malade fut prise d'une attaque épileptoïde : convulsions, visage violacé, poings fermés, perte complète de connaissance, morsure de la langue, écoulement par la bouche d'une bave sanguinolente. Au sortir de l'attaque, elle reste secouée de tremblements nerveux, et, dans la nuit, vers 1 h. 1/2, la crise se renouvelle. Le matin, nous trouvons la malade abattue, prise de tremblements convulsifs au moindre bruit.

En conséquence, et pour éviter toute cause de surexcitation nouvelle, nous faisons supprimer la strychnine ; le traitement est réduit aux lavements de permanganate, et, à titre de calmant, on donne *le 20 mai*, deux longs bains à 34°.

Il ne fut pas nécessaire de recourir aux lavements bromurés.

La malade fut encore très énervée le 20 mai, et un troisième bain administré *le 21* ramena le calme complet ; les pupilles reprirent le diamètre normal.

Depuis lors, les lavements de permanganate ont été tout le traitement. L'alimentation, reprise avec les plus grands ménagements à partir du 25 mai, ne donna lieu à aucun accident fâcheux, et aujourd'hui (29 mai) il semble que la convalescence soit pleinement établie.

OBSERVATION XXV (*M. Crentz*)

La nommée Fernandez Thérèse, âgée de 16 ans, domestique, entre à l'hôpital, le 12 octobre 1896.

Les parents sont en bonne santé. Elle a été réglée à douze ans, n'a jamais été malade. Il y a trois mois, à la suite d'une frayeur, les règles ont cessé brusquement et n'ont point reparu depuis cette époque.

Elle est malade depuis quinze jours. Elle ressent des douleurs dans l'abdomen, qui ne sont pas localisées dans la fosse iliaque ; le foie et la rate sont sensibles à la pression. Elle raconte qu'elle a eu au début de sa maladie des épistaxis, et qu'elle est constipée depuis quatre jours. Elle vomit beaucoup.

A l'examen, la langue est sale, chargée. On ne trouve rien aux poumons ni au cœur.

La température est à 38°. On ne trouve rien dans les urines. Le diagnostic d'embarras gastrique fébrile est posé. On lui prescrit du sulfate de soude (10 gr.) du lait, du bouillon et des tisanes.

Le 16, paraissent des taches rosées lenticulaires. Le diagnostic clinique de fièvre typhoïde est nettement marqué, mais le séro-diagnostic de Widal donne une épreuve négative. On donne les bains. M. le professeur Moreau, familiarisé avec l'érythème infectieux et dont l'attention a été attirée vers ce côté, ne le reconnaît que le 18 octobre, quand apparaissent aux coudes et aux genoux, ensuite d'une façon généralisée, l'érythème tel que nous l'avons montré dans toutes les observations. On institue le traitement particulier.

Mais la malade meurt le 20 octobre.

Autopsie, un peu sommaire en raison d'exigences spéciales de la famille.

Examen de la cavité abdominale :

Les reins sont congestionnés, présentant plusieurs petits kystes dans la substance corticale. La rate est également congestionnée, sans augmentation de poids. L'intestin est fortement congestionné et présente de place en place des arborisations vasculaires avec cette coloration vermillon spéciale déjà remarquée sur les taches éruptives cutanées.

Les organes de la cage thoracique n'ont pu être examinés.

L'observation que nous ajoutons n'a pas été publiée dans le *Bulletin médical*.

M. le professeur Moreau nous l'a obligeamment envoyée durant la fin de nos études à Lyon, et nous l'en remercions vivement, ainsi que M. Crentz, notre collègue d'internat, qui l'a recueillie dans le service de notre maître.

REMARQUES CLINIQUES

Il est un fait à constater dans ces observations, c'est qu'elles se ressemblent toutes, comme copiées les uns sur les autres. Elles sont devenues de plus en plus précises, au fur et à mesure que les cas devenaient nombreux et ont semblé même créer à Alger une petite épidémie nullement contagieuse, éparpillée au hasard des quartiers de la ville.

Au début, avant l'apparition de l'érythème, on a souvent hésité entre l'embarras fébrile, la fièvre typhoïde, la méningite, et, quand l'érythème entrait en ligne de compte, tour à tour la présomption d'une fièvre éruptive, en particulier de la scarlatine ou d'une maladie infectieuse avec érythème secondaire, faisait osciller le diagnostic.

Voyons l'évolution clinique de cette maladie que nous croyons, avec M. le professeur Moreau et M. le docteur Saliège, un érythème infectieux primitif, une entité morbide bien définie, d'après les symptômes généraux et l'éruption qui la caractérisent.

La maladie a souvent le début brusque de toute infection grave. C'est une lassitude générale, de la céphalée et une forte fièvre qui saisissent l'individu atteint ; après quelques heures, souvent en même temps, des phénomènes d'embarras gastrique se produisent ; le malade vomit ; les vomissements sont alimentaires, puis bilieux, sans interruption : la moindre boisson ou remède donné est rejeté aussitôt.

La fièvre dure en général trois, quatre jours, quelquefois beaucoup plus longtemps comme s'il s'agissait d'une dothiénentérie. Puis une chute brusque, inattendue de la température survient, tandis que le pouls s'accélère d'une façon considérable ; il y a une discordance frappante entre l'hypothermie et le nombre élevé des pulsations.

Ce qui attire tout autant l'attention que ces graves symptômes contradictoires, c'est le facies du malade qui a changé, qui a pris la marque d'un cholérique : les yeux sont excavés, les conjonctives injectées, le nez effilé, les lèvres sèches, enduites de croûtes noirâtres. Le changement, l'étiolement de tout l'organisme a paru en quelques heures ; l'amaigrissement rapide donne un aspect cadavérique. La peau est ridée, froide, sèche, garde le pli qu'on lui imprime. L'hyposthénie est complète. Et la vie s'en va peu à peu, le souffle cesse sans que le malade ait l'air de bien souffrir, gardant le plus souvent une lucidité complète d'esprit ; quelquefois on note du délire, rarement des troubles nerveux.

Durant toute la maladie on remarque une diarrhée verdâtre, abondante et fétide, ou souvent encore une constipation opiniâtre. Quelquefois le malade n'évacue que des boulettes ou des rubans tœniformes qui indiquent une desquamation fort active de la muqueuse intestinale où tout d'abord le processus infectieux joue le rôle important.

C'est l'éruption qui attire le plus dans l'évolution de cette maladie. Son apparition n'a pas de date fixe ; elle est rapide en quelques jours, ou se montre discrète, par poussées successives. Elle siège surtout au niveau des jointures, coude, genou, puis aux fesses, aux mains, aux pieds, un peu partout. Ce sont de petites ou larges taches, qui n'occasionnent aucune démangeaison ; elles ont une couleur variable dans le rouge un peu lavé. Cette éruption indique souvent une aggravation, quand elle augmente. Il y a même un certain rapport entre la diarrhée, la présence de grands débris muqueux dans les fèces d'une part et d'autre part la violence de l'éruption.

La desquamation suit une marche indéterminée. A côté de taches qui paraissent, on en voit d'autres qui s'en vont par petites écailles « plus larges et plus grises que celles de la rougeole », non à grands lambeaux comme dans la scarlatine. La desquamation est longue, intéresse tout le corps, le cuir chevelu, et chez beaucoup de malades les cheveux tombent par plaques.

L'enanthème, d'après l'autopsie récente qui a pu être faite, éparpillé sur la muqueuse intestinale, est de même couleur et donne lieu à une desquamation qui quelquefois est un signe de la maladie dans les cas bénins, avec pourtant des symptômes atténués et un érythème très discret. L'action toxidermique est alors très faible.

Notons quelques particularités qui ont été disséminées dans ces observations. Le malade devient rouge à certaines heures. Il secoue machinalement la tête, à droite, à gauche. Il a souvent soif. Il ne transpire pas. Il réclame à tout moment de l'air. Quelquefois il crachote sans cesse.

Les urines sont normales ; on ne trouve pas d'albumine. On ne trouve rien au cœur et au poumon. La complication la plus fréquente est une imprudence d'alimentation. Le malade doit être à une diète absolue.

On a pu croire que l'érythème infectieux était secondaire à une angine dont quelques malades étaient atteints, mais les analyses bactériologiques, consciencieusement faites à l'Institut Pasteur d'Alger par M. le docteur Soulié, ont toujours démontré l'absence du bacille de Lœffler.

La lutte thérapeutique qu'ont indiquée MM. Moreau et Saliège change le tableau de la maladie, pallie et retarde les grands symptômes, mais, malgré cela, la maladie est encore meurtrière.

Les avis les plus opposés sont venus se heurter au lit du malade qui était atteint de cette affection. Généralement on pensait à un embarras gastrique, une typhoïdette et même une pure typhoïde anormale avec érythème infectieux secondaire ; on traitait vainement suivant les données classiques. L'évolution de la maladie déconcertait toujours ; l'hypothermie, la fréquence du pouls, l'amaigrissement rapide n'avaient pas été observés dans les formes anormales des maladies infectieuses : on ne trouvait pas la diarrhée jaune, les taches rosées lenticulaires, le gargouillement dans la fosse iliaque, la rate volumineuse, ni les complications telles que les hémorrhagies intestinales qui puissent maintenir l'idée d'une infection typhique : du reste, l'autopsie récente révèle l'état sain des ganglions de Peyer, et une épreuve du séro-diagnostic de Widal fut négative pour le dernier cas récent. Rappelons que l'on a fait une ponction dans la rate, et que les résultats bactériologiques n'ont révélé aucun microbe.

On voulut mettre sur le compte de la rougeole ou de la scarlatine. Il est bien signalé les formes anormales de la scarlatine. S'il n'y avait que deux ou trois malades, on aurait pu y songer. Mais ce n'est pas en temps d'épidémie que ces érythèmes infectieux ont paru. De plus ils ont été isolés, n'ont jamais été contagieux. La maladie a toujours manifesté le même caractère, et la tournure classique des fièvres éruptives n'a pas été remarquée dans aucun cas : il n'y a pas eu de forte fièvre continue, de desquamation par grands lambeaux, de complications ganglionnaires ou urinaires. Les observations ne signalent pas le catarrhe oculo-naso-bronchique de la rougeole, ni aucun caractère des périodes classiques de cette maladie.

On a souvent mis en cause la diphtérie. Car chez beaucoup de malades, le mal semblait prendre naissance dans la gorge; on voyait en effet sur les piliers des exsudats blanchâtres ; d'où, d'après les travaux de M. Hutinel et la thèse de doctorat de M. Mussy, on regardait l'érythème infectieux comme secondaire dans la diphtérie. Mais les examens bactériologiques ont écarté ce diagnostic.

Le choléra donne des selles riziformes, avec bacilles virgules, des crampes et de l'anurie que l'on n'a jamais constatées.

M. le professeur Teissier s'est occupé des érythèmes dans la grippe : à un moment donné, on désignait sous le nom de grippe infectieuse tous les cas qui ont constitué nos observations ; mais nous n'avons jamais vu le coryza et la toux, importants symptômes de cette maladie.

Reste la question de savoir si cette infection, qui rappelle d'une part les maladies typhiques, d'autre part les fièvres éruptives, est seulement primitive ou secondaire. Des renseignements bibliographiques ont encore mieux permis de discuter le fait, et M. le professeur Moreau donne, dans le *Bulletin médical de l'Algérie*, une analyse du travail de M. Hutinel, tout en maintenant que l'infection est primitive pour tous les cas de notre travail.

M. Hutinel convient que « la classe des érythèmes est encore mal définie ». Il se demande « *pourquoi les érythèmes, dits infectieux, se présentent presque identiques dans des maladies aussi dissemblables* que la fièvre typhoïde, la scarlatine, la rougeole, la diphtérie (G. Sée), le puerpérisme (Verneuil, Guéniot), la blennorrhagie (Richardière), le choléra (Queyrat) etc. » Il ajoute : « *L'idée d'une infection secondaire se présente à l'esprit, surtout lorsque survient une aggravation soudaine dans une maladie qui suivait jusque-là régulièrement son cours.* » Une autopsie qu'il a pratiquée pour un rougeoleux, mort avec les symptômes de l'érythème infectieux, « lui donna la preuve manifeste d'un *état surajouté* ».

Poussant plus loin ses investigations et ses déductions, M. Hutinel constate que presque toujours on a constaté chez ces malades la présence du *streptocoque*, qui avait pu pénétrer par les lésions bucco-pharyngiennes ou intestinales si communes dans la fièvre typhoïde, la diphtérie, etc. ; que les complications de broncho-pneumonie streptococcique s'observent dans les épidémies de rougeole en même temps que les érythèmes infectieux ; que lorsque l'érythème infectieux éclate au cours d'une diphtérie, c'est d'ordinaire après la disparition des bacilles de Lœffler, et alors qu'on ne trouve plus dans la gorge que des colonies extrêmement abondantes de streptocoques. On croirait, après cela, que M. Hutinel va conclure à la spécificité et à l'origine streptococcique de l'érythème infectieux.... Il s'en garde prudemment : il indique cette solution, mais il suspend sa conclusion, préférant attendre de nouveaux faits. Tout de suite même il apporte quelques restrictions, légitimes d'ailleurs, faisant jouer un rôle au sujet, à ses prédispositions individuelles, à ce que M. Landouzy appellerait « ses privautés organiques ou pathologiques, congénitales ou acquises ». Il se demande si le microbe de l'érythème infectieux est bien et toujours le streptocoque, et si les autres microbes pathogènes qui, d'ordinaire, ne déterminent pas l'érythème, ne peuvent pas le produire accidentellement, à la faveur de ces privautés organiques ou pathologiques. « Chacun, dit-il, fait son érythème à sa façon, suivant son tempérament, et il se peut que, avec un même agent infectieux, l'un fasse un érythème alors que l'autre n'en aura pas. » Sur la question enfin de savoir si le microbe pathogène agit ici par sa présence dans les tissus cutanés, ou seulement par la diffusion de ses toxines impressionnant le système nerveux et en particulier les nerfs vaso-moteurs. M. Hutinel parait incliner visiblement vers cette dernière hypothèse.

Malgré tout le respect, nous dirions presque : l'admiration que nous professons pour la magistrale étude de M. Hutinel, nous sommes tentés d'être plus affirmatifs en ce qui concerne la spécificité de l'érythème infectieux : s'il survient presque identique dans le cours de maladies si diverses et quelquefois même sans être précédé d'aucune autre affection, s'il a un aspect et une coloration aussi caractéristiques que ceux des éruptions morbilleuse ou scarlatineuse, n'est-il pas naturel de penser qu'il a son autonomie propre, et que les maladies dont on l'avait cru une simple modalité n'ont fait que lui préparer le terrain ou la porte d'entrée? Quant à accuser le streptocoque seul, nous n'irons pas jusque-là : nous croyons que le streptocoque, ou plutôt un streptocoque (car il n'y en a pas qu'une espèce ou qu'une variété) joue ici un rôle important ; mais nous sommes disposés à admettre que le plus souvent il agit en collaboration avec d'autres microbes pathogènes dont il exalte la virulence : le symptôme hypothermie, si constamment relevé dans toutes nos observations, semble indiquer tout particulièrement l'association du coli-bacille (Hanot) au streptocoque.

Bien que les recherches bactériologiques soient insuffisantes, nous sommes convaincus que la maladie est bien une infection primitive, que MM. Moreau et Saliège ont toujours bien reconnue sans hésitation.

Le pronostic a été toujours grave. La maladie était très meurtrière, avant une excellente thérapeutique que nous allons indiquer. La durée a varié entre douze à vingt et un jours : la convalescence était longue, surtout en cas d'une alimentation intempestive.

REMARQUES PATHOGÉNIQUES

L'étiologie est très vague. C'est l'eau qu'on a accusée le plus volontiers. Pourtant les cas ont été isolés, rares dans une même famille, et vu le nombre d'habitants, vu la gravité de l'infection, — on en aurait constaté beaucoup plus si simplement l'eau avait été en cause. — La maladie semblait prendre les enfants qui souvent, au dire des parents, après une course très longue, s'étaient mis à boire en grande quantité de l'eau. — Quelques analyses bactériologiques ont montré une quantité de microbes, en particulier des staphylocoques et des streptocoques, et diverses autres bactéries indéterminées : mais on n'est pas arrivé à un point certain.

Nous avons trouvé quelquefois dans le sang tiré des taches, toujours dans les fèces, un microcoque, associé par deux ou trois, que M. le professeur Moreau a le premier observé. C'est un microbe très agile, très abondant, qui cultive très bien dans le bouillon, sur tous les milieux de culture solide (sérum, gélose, gélatine). Il se colore bien par les procédés habituels. Nous l'avons inoculé sans aucun résultat à différents animaux, Il faut dire que ce microbe était accompagné du colibacille dans les selles.

Nous croyons plutôt une spécificité qu'une association

de coli-bacille avec un genre de streptocoque quelconque. Ce microbe, qu'il soit monocoque ou diplocoque, produit des toxines qui ont une action élective sur la muqueuse intestinale et sur la peau, favorisant une desquamation rapide accompagnée de symptômes particuliers tels que l'hypothermie, la fréquence du pouls et l'amaigrissement.

Il n'a pu être fait qu'une autopsie. On a pu très bien se rendre compte du processus infectieux qui se passait dans l'intestin. A côté d'organes congestionnés, on a trouvé des taches vermillonnées, éparses, qui siégeaient surtout au duodénum. Les ganglions de Peyer étaient intacts. Il n'a pas été fait d'examen histologique.

RÉSULTATS THÉRAPEUTIQUES

M. le professeur Moreau et M. le Dr Saliège sont arrivés à vaincre avec succès cette maladie dans la majorité des cas que nous relatons. Ils ont employé l'acide lactique à la dose de 2 grammes dans une potion de 120 à donner par cuillerée à café toutes les trois heures, ensuite le permanganate de potasse (0 gr. 50 pour 1000), en lavements au nombre de trois par jour, de la quantité d'un verre ordinaire, chacun étant suivi, à cinq minutes d'intervalle, d'un lavement d'eau bouillie. De plus on fait des injections de sérum de Marmorek, 5 cent. cubes par injection toutes les dix heures; chaque malade a reçu au total 20 cent. cubes. Disons tout de suite que ce sérum a exercé toujours une action bienfaisante : il n'y a que dans le cas où l'on donnait trop de sérum (10 cent. cubes) à la fois ou dans un court laps de temps, il se faisait une éruption généralisée très prurigineuse. Nous n'avons jamais constaté d'accidents graves.

Toutes les trois heures, on a frictionné les malades avec de l'alcool camphré et on leur a donné une cuillerée à café de :

Sulfate de strychnine	3 milligrammes
Sirop de fleur d'oranger . . .	60 grammes

M. Moreau a clairement précisé l'emploi thérapeutique de tous ces remèdes, et nous faisons un nouvel emprunt aux considérations qu'il émet à ce sujet dans le *Bulletin médical de l'Algérie* :

L'allure de la maladie, ses symptômes cholériformes nous avaient fait songer à une intoxication gastro-intestinale ; l'hypothermie, signalée par M. Hanot, dans les affections coli-bacillaires, nous donnait en outre à penser que le coli-bacille était de la partie. Enfin, les recherches de l'un de nous, M. Monnet, en nous montrant à plusieurs reprises dans le sang et dans les selles de nos petits malades (non traités par le sérum) des microcoques très agiles, quelquefois isolés, d'ordinaire groupés deux à deux, mais souvent aussi en chaînettes de trois, quatre, ou davantage, nous suggéraient l'idée qu'un streptocoque pouvait intervenir, soit comme auteur principal de la maladie, soit comme auxiliaire d'autres microbes, et probablement du coli-bacille.

Nous avions déjà essayé, mais sans succès, bien des médications : purgatifs et vomitifs ; toniques (quinquina et quinine, alcool, kola, café et caféine, strychnine, lotions boriquées froides) ; antiseptiques intestinaux (salol, benzo-naphtol, hypo-sulfite de soude, lavements boriqués), ou généraux (sérum artificiel phéniqué de Chéron), ou spéciaux (sérum antidiphtérique de Roux) ; eupeptiques (régime lacté, glace, eau de Seltz, eau de Vichy) ; collutoires mimotanniques ou phéniqués ; calmants (bains tièdes, bromures, opiacés).

Navrés, mais non découragés par ces insuccès, nous songeâmes à une médication qui nous a bien réussi dans la diarrhée verte des enfants dont nos cas se rapprochaient par leurs symptômes cholériformes : *l'acide lactique en potion* et la *suppression de tout aliment* capable d'entretenir les fermentations intestinales ; l'on devait se borner à soutenir les forces par quelques tasses de *thé léger additionné de rhum*. Nous ne savions pas alors que M. Hutinel avait déjà essayé l'acide lactique et qu'il s'en était bien trouvé dans les cas légers, mais qu'il avait échoué dans les cas graves, « devant lesquels il s'était reconnu désarmé ». Nous prenons acte de cette coïncidence comme d'une preuve que notre médication était logique et nullement conduite au hasard.

C'est par raisonnement logique encore, qu'espérant quelque chose du permanganate de potasse, qui a fait ses preuves dans des empoisonnements graves, notamment ceux par le venin des serpents, la morphine, etc., nous avons ajouté à notre traitement des *lavements avec une solution aqueuse de permanganate de potasse au 1/1000*.

C'est enfin toujours logiquement que nous l'avons complété par les *injections sous-cutanées de sérum de Marmorek*. N'était-il pas rationnel, en effet, d'essayer le sérum antistreptococcique contre une maladie où nous avions soupçonné l'intervention causale d'un streptocoque ? Nous n'avions certes pas oublié (sa communication étant toute récente) que Méry avait découvert un streptocoque rebelle à ce sérum. Mais ce nouveau microbe était une exception ; c'est à ce titre que Méry le présentait aux sociétés savantes. C'était donc notre droit, je dirai presque notre devoir, de garder l'espoir de tomber sur la règle et non sur l'exception. C'était, dans tous les cas, une chance à courir.

Enfin nous avons associé à ces éléments fondamentaux de notre traitement une *potion de strychnine* et des *lotions aromatiques à l'alcool camphré*, destinées à soutenir à leur manière la vitalité des patients ; mais nous considérons ces moyens comme accessoires, car, seuls, ils ne nous avaient pas réussi chez nos premiers malades.

L'expérience nous paraît concluante. Les résultats semblent justifier notre tentative : tandis que nos douze premiers cas s'étaient tous invariablement terminés par la mort, la statistique des douze suivants, auxquels nous pourrions en ajouter trois autres, est bien plus satisfaisante : nous n'avons plus eu à enregistrer que quatre morts pour onze guérisons. Encore les décès peuvent-ils s'expliquer en partie par l'application trop tardive ou imparfaite de la méthode, à un moment où nous n'en avions pas encore une suffisante expérience.

On pourrait être tenté d'attribuer nos succès à ce que les cas de la seconde série auraient été naturellement plus bénins que ceux de la première... Il n'en fut rien : qu'on relise nos observations et l'on sera vite convaincu que nous avons eu des sujets très gravement atteints dans cette seconde série, non seulement parmi ceux qui succombèrent mais aussi parmi ceux qui guérirent.

Nous ne devons pas négliger de dire pourtant que, si quelques-uns de nos malades moururent malgré l'emploi du sérum, quelques-uns guérirent sans qu'on en eût fait usage (obs. XIV, XXIII et XXIV), le sérum nous ayant fait défaut, ou les cas s'étant présentés avec une apparence de bénignité particulière.

Nous ne voulons donc pas faire de l'emploi du sérum de Marmorek la condition *sine qua non* de la guérison de l'érythème infectieux : nos propres observations ne nous y autorisent pas.

Ce que nous pouvons dire enfin, c'est que le streptocoque paraissant jouer un rôle prépondérant dans la genèse des accidents, le sérum antistreptococcique a semblé aussi jouer un rôle prépondérant dans l'acte curateur. Ne serait-ce pas le cas de répéter l'adage : « *Naturam morborum curationes ostendunt* » ?

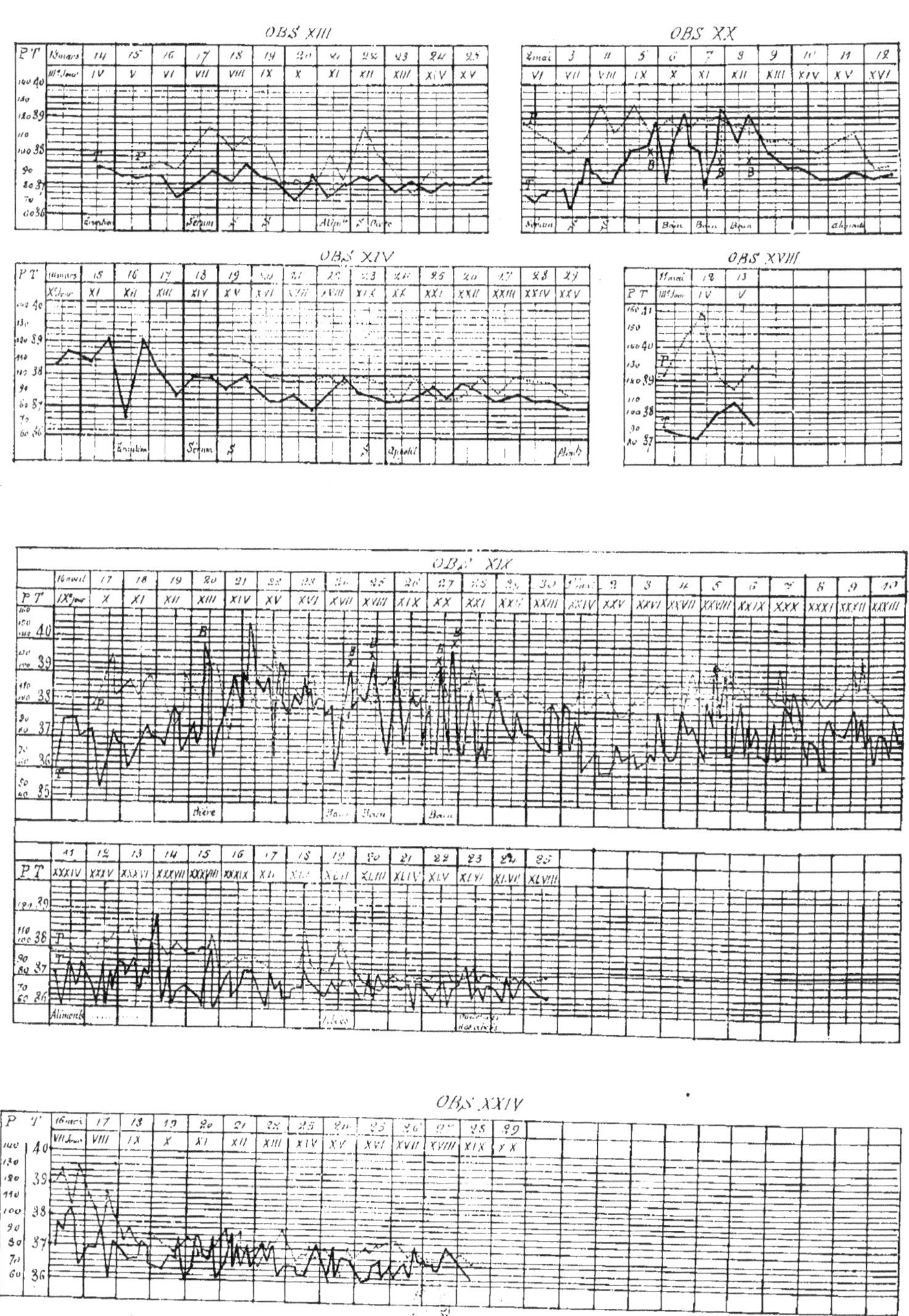
OBS XIII
OBS XX
OBS XIV
OBS XVIII
OBS XIX
OBS XXIV

CONCLUSIONS

I. — Les cas d'érythème infectieux, qui ont constitué en 1894, 1895, 1896, à Alger une petite épidémie, appartiennent tous à une même entité morbide.

II. — Les symptômes généraux, tels que l'hypothermie, l'accélération du pouls, les vomissements et l'amaigrissement rapide ont été tout aussi importants que l'éruption cutanée, caractérisée par des taches vermillonnées éparses, siégeant surtout au niveau des jointures, venant par poussées successives dans les cas graves, et suivies d'une desquamation furfuracée. Ajoutons que l'éruption intéressait avant tout la muqueuse intestinale, comme le faisait supposer dans certains cas le rejet de longs rubans blanchâtres, tœniformes parfois, et a permis de l'affirmer une autopsie.

III. — Le diagnostic clinique permet d'écarter les infections typhiques et les fièvres éruptives, et de plus d'admettre une infection secondaire plutôt que primitive. Les analyses bactériologiques ont écarté aussi ces infections et surtout la diphtérie que l'on mettait en cause.

IV. — Le pronostic a été toujours grave. La maladie a eu une durée moyenne de quinze jours. La convalescence a toujours été longue ; l'alimentation intempestive favorisait la rechute ; c'est du reste la seule complication.

V. — La maladie ne semble pas contagieuse. On la croit d'origine hydrique. Les recherches bactériologiques dans le sang et dans les fèces des malades ont révélé la présence d'un monocoque associé par deux ou trois, très agile, qui est sans effet sur les animaux.

VI. — Une autopsie a permis de constater une congestion de tous les organes, et des taches semblables à celles de l'éruption cutanée sur la muqueuse de l'intestin grêle ; les ganglions de Peyer ont été trouvés intacts.

VII. — On a combattu la maladie par l'acide lactique, le permanganate de potasse et le sérum de Marmorek.

Diète absolue. On a donné de la strychnine et fait des frictions d'alcool camphré.

BIBLIOGRAPHIE

Hutinel.................... Notes sur quelques érythèmes infectieux (*Arch. générales de médecine* mois de septembre et octobre 1892.

Mussy.................... Thèse de doctorat, 1892.

Gaillard.................... Société médicale des hôpitaux, 26 octobre et 2 novembre 1894.

Finger.................... *Archiv. fur Dermatologie*, 1895.

Moreau, Saliège et Monnet... *Bulletin médical de l'Algérie* (3, 6, 7, 9, 10). 1896.

www.ingramcontent.com/pod-product-compliance
Lightning Source LLC
LaVergne TN
LVHW020044170826
845678LV00001B/419

* 9 7 8 2 3 2 9 6 9 2 5 9 3 *